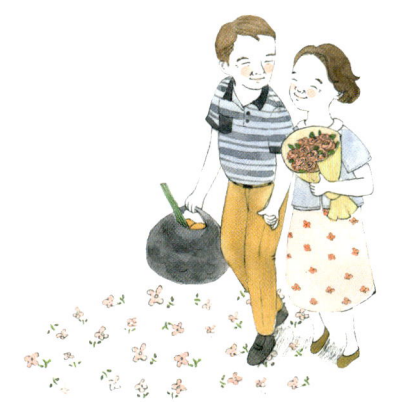

자꾸 아파서 루 산우회 지음
미안해

추천사
삶의 고독한 순간, 그러나 기적은 있습니다

　우리는 살아가면서 한 번쯤, 지독한 고독의 순간을 경험합니다. 그러나 진정 우리가 가장 고독해지는 순간은, 지금껏 평범하고 소소하게 보냈던 하루하루가 얼마나 소중한 날들이었는지를 너무 늦게 깨닫게 되는 순간이 아닐까 싶습니다.
　어느 날 갑자기 질병이라는 이름을 달고, 그것도 암이라는 두렵고도 무시무시한 평범한 삶에 대한 대반격 앞에서 우리는 엄청난 외로움과 공포감을 경험하게 됩니다.
　《자꾸 아파서 미안해》는 혈액암의 일종인 만성골수성백혈병을 앓고 있는 이들과 그 가족의 수기를 엮은 글입니다. 아무도 자신이 암에 걸릴 수 있다는 걸 예상하지 못했습니다. 이 책 속의 환우들은 가벼운 증상으로 우연히 병원을 찾았다가 백혈병에 걸렸다는 사실을 알게 됩니다. 드라마나 영화의 소재로, 먼 타인의 일로만 여겼던 게 자신의 일이 되었을 때의 그 충격은 말로 형용할 수 없을 것입니다.
　하지만 어떠한 극단적인 상황에서도 자신에게 닥친 비운을 원망만 하며 그 속에 갇혀있어서는 곤란합니다. 지난날 미처 깨닫지 못했던 일상의 소중한 하루하루를 하느님이 우리에게 부여한 생명이 존재하는 한 누려야 할 권리가 있기 때문입니다.
　고통 중에 있는 사람들을 옆에서 지켜주는 이들의 역할 역시 매우 중요합니다. 암환자들이 병마를 이겨내고 살아남아야 하는 이유 중 하나는 바로 '사랑하는 가족과 함께하기 위해서' 라고 표현하고 있습니다. 그래서 암환자의 가족들, 친구들 그리고 우리 모두는 환자들에게 고통을 덜어줄 에너지를 전달해야만 합니다.

마라톤에 비유되기도 하는 암 투병의 과정에서 조력자가 되어야 할 가족의 몸과 마음이 먼저 지치게 된다면 결승점에 온전히 도달하기 어려울 것입니다. 그러나 쉽지 않다고 해서 포기할 수는 없습니다. 아무리 뛰어난 물질적인 지원이라도 인간애를 근본으로 하지 않고 이룰 수 있는 기적이란 이 세상에 있을 수 없기 때문입니다.

인생의 큰 변화가 일어난 후 삶을 새롭게 바라보는 환우들과 그 가족의 시선을 통해 우리에게 주어진 생명의 의미에 대해 다시 생각해봅니다.

너무나 당연하게만 여겨졌던 나의 평범한 일상과 가족의 존재가 참으로 감사한 존재이며, 무한한 축복임을 또 한 번 느끼게 되면서, 당연한 듯 소중함을 잊고 살아가는 우리의 삶 또한 반성하게 됩니다. 또한 매사에 감사함을 느끼며 살아가는 그들의 삶은 오히려 진심으로 축복받은 삶일 수 있겠구나 생각하게 합니다.

책 속에 그려진 환우들의 고통과 슬픔, 그러나 끝까지 버리지 않았던 희망의 이야기를 통해 우리는 다시 한 번 기적을 봅니다. 이들이 전하는 그 소중한 메시지가, 이 책을 읽는 여러분에게 더 큰 기적이 되어주기를 바랍니다.

학교법인 가톨릭학원 상임이사 박신언 라파엘 몬시뇰

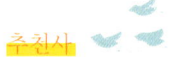

47인 암환자와의 특별한 여행을 떠나며

《자꾸 아파서 미안해》, 이 책은 기나긴 백혈병과의 싸움과 육체적 그리고 정신적 고통을 이겨내고 그 모자람을 덮고 희망과 용기, 감사로 살아가기를 포기하지 않은 환자들의 이야기입니다. 이 책에는 환자 주변의 가족, 친구, 이웃사람들의 격려와 고운 눈빛으로 가득합니다. 혈액암 환자들의 용기와 간절한 소망, 사랑으로 충만합니다. 이것이 우리가 이 책을 읽는 이유이며 절대 희망인 것입니다. 백혈병 환자들이 엮은 이 책은 암 전문의에게도 "희망이 항상 깨어있을 수 있다"고 일깨워주고 있습니다.

– 전후근(가톨릭대학교 서울성모병원 암병원 원장)

만성골수성백혈병 환우회인 '루 산우회'에 대하여 너무나도 잘 알고 있습니다. 우리 유방암 환우회 '비너스'와도 함께 히말라야 산행을 하였고, 이 책을 집필한 서울성모병원의 백혈병 환우들과 우리 서울대학교병원의 유방암 환우들이 모두 의료진과 긴밀한 소통을 통하여 긍정의 힘으로 투병하고 있는 것을 자랑스럽게 생각합니다. 암을 투병하고 있는 환우들이 들려주는 절절한 이야기들은 한 개인의 투병기를 넘어 우리 인간사의 방향을 일러주는 가치 있는 길잡이가 될 것입니다.

– 노동영(서울대학교 암병원장)

이 책은 절망 속에서 희망을 일구어낸 분들의 아름다운 이야기입니다. 눈부신 의학의 발전에도 불구하고 암 정복의 고지는 이제 7부 능선을 넘었을 뿐입니다. 하지만 이 책의 주인공들처럼 암에 굴복하지 않고 희망을 가지고 당당히 맞선다면 암은 결코 '불치병'이 아닙니다. 이 책을 통하여 세상에 가장 소중한 것은 건강이고, 그 건강을 지켜내는 힘의 원천인 '긍정적인 삶'을 살고 계시는 환우 분들에게 아낌없는 박수를 보냅니다.

– 구범환(대한암협회 회장)

그 누가 장강의 앞 물을 뒤에 오는 큰 파도가 흔적과 기억 속으로 보내고 있다고 했던가요! 누가 2001년 5월 〈Time〉지의 표지를 메운 그 기적의 탄환이 암의 역사를 뒤바꾸어 놓을 줄 예측이나 했을까요?
'조혈모세포이식'을 뛰어넘어 'Targeted Therapy'의 새로운 지평선을 연 우리 의료진의 신념과 열정에 두 손을 들고 존경을 보내는 선배의 한 사람이 된 오늘, 그들이 키운 큰 나무와 그 싱싱한 열매에 계속될 영광을 기원합니다.
수많은 연구와 논문을 통해 우리나라를 동양 아니 세계 최고의 만성골수성백혈병 치료 선진국의 하나로 만든 연구진의 눈물겨운 10년 역사에 다시 한번 고개가 숙여집니다.
돌아가신 분이나 병을 잊고 오늘의 건강과 일상을 즐기는 분이나 옛 환자분은 항상 우리의 스승이었음을 실감하며 지금도 투병중인 모든 분들께 응원을 보냅니다.
— **김춘추**(가톨릭대학교 의과대학 명예교수)

암과의 투병생활은 늘 벼랑 끝 삶입니다. 두렵고, 절망적이고, 예측할 수 없는 불안감으로 벼랑 앞에 서 있습니다. 그 과정에서 암환자는 지혜의 눈을 얻습니다. 살아있다는 것에 대한 외경, 작은 생명체에 대한 애정, 촌음의 가치를 알게 됩니다. 저는 지금까지 이렇게 절절한 삶의 기록을 본 적이 없습니다. 우리의 삶이 건조하고, 무의미하다고 느끼는 사람은 47인 암환자와의 특별한 여행을 떠나보길 권합니다.
— **고종관**(중앙일보 헬스미디어 대표)

이 책은 만성골수성백혈병으로 고통받는 환자들이 자신의 삶과 고통, 그리고 절망과 희망을 한 자, 한 자 새긴 위대한 서사입니다. 병마와 싸우느라 죽음의 경계를 넘나들면서 적어 내려간 투병의 기록들이 전하는 전율이 마치 날카로운 각성처럼 가슴으로 저미고 듭니다. 문명이 가진 가장 위대한 힘은 인간의 고통을 더는 기술이며, 이는 본질적으로 인간에 대한 사랑과 잇닿아 있습니다. 그런 점에서 만성골수성백혈병 치료의 신기원을 열어가는 우리나라 의료진의 노력이 자랑스럽고, 이런 기록을 남긴 환자들의 용기가 새삼 힘이 됩니다. 온전하면서도 온전하지 않게 세상을 사는 우리 같은 사람들에게….
- **심재억**(한국과학기자협회장, 서울신문 의학전문기자)

암과 함께 울고 웃으며, 삶의 의미를 재발견하는 47인의 환우를 만나는 동안 내 마음에도 치유가 깃듭니다. 등을 토닥여주는 위로와 같은 이 책이 지금도 암과 싸우고 있는 환우들에게 널리 전해지길 바랍니다
- **임호준**(헬스조선 대표)

누구도 풀 수 없는 문제를 만드는 것과, 그 문제를 푸는 것… 무엇이 더 어려울까요? 인류의 영원한 숙제가 되어버린 암이란 병마가 마음을 도려낸 자리, 그 빈자리를 무엇으로 메울지 47인의 환우들이 스스로 묻고 있습니다. 누구는 희망과 긍정으로, 누구는 사랑으로 그 자리를 메워내며 쏟아내는 웃음과 눈물의 깊이가 삶을 다시금 돌아보게 합니다.
- **진승일**(매경헬스 대표)

머리말
암환자와 가족들을 응원하며

인생은 참 아이러니하다. 평소에는 잘 느끼지 못하지만, 죽음의 문턱에 서거나 건강이 나빠졌을 때 비로소 삶의 중요함, 소중한 일상의 의미가 되살아난다. 시간과 함께 기억 저편으로 흘려보낸 것들이 불현듯 선명히 다가올 때도 있다. 삶의 사소한 순간, 애틋한 마음이 망각의 강을 건너온다.

《자꾸 아파서 미안해》를 읽고 탈고하면서 1986년 봄, 명동성모병원에서 병동 주치의로 처음 백혈병 환자들을 치료하던 시절이 떠올랐다. 의과대학을 졸업한 후 인턴 시절부터 지금까지 수술실, 무균실, 진료실, 그리고 연구실에서 쉼 없이 앞만 보고 달려왔다. 백혈병 환자들을 돌본 지 27년째. 수많은 죽음을 가까이하면서 어느새 고통과 절망, 슬픔과 인내, 기쁨과 보람 같은 감정들에 서서히 무덤덤해져 가고 있구나라고 느끼고 있을 즈음 이 책의 초고를 접하게 되었다. 진료실에서는 들을 수 없었던 환자들의 생생한 목소리 아니, 그들의 '인생'을 만났다.

'내 아이들을 끝까지 지키고 싶다', '목숨 걸고 목숨을 지켜야지!'라는 바람을 읽는 순간, 내 머리가 멍해지며 가슴이 방망이질 쳤다. 의사로서 고통에 처한 환자를 끝까지 희망으로 지켜내야 한다고 다시 한번 다짐하게 된다.

만성골수성백혈병 치료는 눈부신 발전을 거듭해 왔다. 좋은 치료 환경과 효과로 많은 이들이 표적항암제만으로 생명 연장 또는 완치를 얻고 있다.

하지만 모든 환자에게 가장 잘 맞는 유일한 항암제는 없다. 백혈병 자체가 변한 것은 아니어서 치료에 실패할 수도 있고, 자신에게 가장 잘 맞는 효과적인 항암제를 찾기 위해 치료제를 여러 번 바꾸기도 해야 한다. 환자 입장에서는 대단히 지난하고 힘든 과정이지만 결국엔 암 정복, 완치라는 달콤한 열매를 맺을 수 있을 것이다. 물론 안타깝게도 모든 환자들이 완치되는 건 아니다. 의학 신기술로 난치병이었던 백혈병의 치료 과정은 간단해졌지만, 여전히 치료에 실패하는 환자들은 시한부 생명이다. 치료의 전 과정을 통하여 한시도 방심하지 말고 끊임없는 노력을 계속해야만 하는 이유이다.

하지만 이 모든 과정을 통해 환자들이 삶을 새롭게 일으키는 것을 볼 수 있다. 절망을 안겨준 '백혈병 진단', 하지만 힘든 투병 과정을 거치면서 암환자들은 더욱 단단해진다. 전보다 더 가족애를 표현하기도 하고, 주변의 사소한 것에 대해서 일일이 감사함을 느끼기도 한다. 난치병을 극복하고 자신보다 더 불행한 이웃을 위해 봉사하는 경우도 적잖다. 진정한 삶의 가치와 행복을 찾아가는 것이다. '사람이 꽃보다 아름답다'는 말이 현실에서 피어오르는 것 같다.

환자들의 절절한 기록을 통해 암환자들, 그리고 그 가족들이 느꼈을 수많은 감정에 여러 번 가슴이 메어왔다.

생업을 유지해야 하기 때문에 치료를 소홀히 하고, 막연한 두려움으로 백혈병 치료를 등한시했던 환자가 '이 백혈병이라는 친구는 내가 두려워하고 멀리하면 할수록 더더욱 내 몸을 괴롭히는 놈이 분명하다. 그래서 이제부터는 백혈병을 나와 가장 가까운 친구, 베스트 프렌드로 명명하고 더 배워나가야겠다'는 각오는 눈여겨볼 대목이다. 치료를 계속하면서도 생계를 꾸려 나가야 하는 환자들, 그들의 불굴의 의지와 노력이 절절히 배어 있다.

불합리하게 의료보험이 되지 않는 상황에서 경제적인 사정 때문에 여러 번 치료를 바꿔야 했던 안타까운 환자의 이야기도 있었다. 암환자들에게 더 나은 치료 환경을 제공하기 위한 노력 또한 중요하다는 것을 다시 한번 인식하게 한다.

이 책에 실린 많은 사연들은 환자의 일기, 수필, 회고를 더듬어 쓴 것들을 모은 것이다. 갑작스럽게 생명의 중단 가능성을 체험한 백혈병 환자들이 느낀 두려움, 불안감, 외로움과 주위 사람들의 고통까지도 생생히 전하고 있다.《자꾸 아파서 미안해》는 암을 진단받은 환자와 가족, 의료진들에게 매우 귀중한 투병 지침서가 되리라고 생각한다. 뿐만 아니라 살아가는 동안 한 번쯤은 불현듯 찾아올 수 있는 황망한 상황을 극복하는 데 있어 일반인들에게도 도움이 되리라 믿는다.

Contents

추천사 · 2
머리말 · 7

1장 암과의 동행을 시작하며

아기집 속 작은 점 하나 / 이순남 ··· 17
백혈병과 어깨동무하기 / 문병철(가명) ··· 28
서른여섯, 물가에 내놓은 아이가 됐다 / 정수현(가명) ··· 35
사랑하기 좋은 날 / 박영란(가명) ··· 41
첫째 딸 입학식 / 윤철규(가명) ··· 47
내 나이 마흔아홉, 암은 사랑이었다 / 김현주 ··· 53
군 생활의 꽃 / 이태훈 ··· 59
할머니가 간다! / 장옥분 ··· 66
뜻밖의 선물 / 김숙영 ··· 72
부모님과의 행복한 동행 / 한규철 ··· 77

2장 암과의 동행, 치료가 기본이다

목숨 걸고 목숨 지키기 / 김기섭 ··· 83
영광의 제로여, 영원하라! / 김민숙 ··· 92
할머니, 저를 지켜주세요 / 최경순 ··· 100
20년 개근상 "울다 웃어도 괜찮다!" / 윤기세 ··· 106
마지막 외출 / 이병욱 ··· 111
매화나무 등걸에 새 꽃이 피어나듯 / 송택엽 ··· 117
New 문경 스타일 / 송문경 ··· 123
나는 건강한 '출퇴근 암 환자족' / 임길수(가명) ··· 130
나를 위한 하루 알약 / 김신자 ··· 135
멀고도 먼 효자가 되는 길 / 최호준 ··· 144
7전 8기의 우등생 / 박정호 ··· 150
전쟁터에 임하며, 꽃보다 삶 / 김경희 ··· 159

3장 암환자의 건강관리

'마누라 바보'의 다시 찾은 봄날 / 구판회(가명) ··· 165

착한 선물, 백혈병 / 김미애 ··· 173

이제 마흔이니 여든까진 살겠네! / 김연수(가명) ··· 178

아픔은 내가 살아있다는 증거 / 기창균 ··· 185

성인식을 앞두고 / 주기만 ··· 190

흑룡강의 봄 / 최순희 ··· 196

4장 가족과의 동행

다시, 희망 / 아내 신현진 ··· 203

아내 곁, 내 자리 / 남편 박철우(가명) ··· 210

네 자매의 성장통 / 언니 오창희 ··· 215

아빠가 널 지켜줄게 / 아빠 박영석(가명) ··· 220

죽을힘을 다해 쟁취한 포상휴가 / 아들 김재근 ··· 226

현모양처의 꿈, 품어도 될까요? / 석지은 ··· 231

엄마, 자꾸 아파서 미안해! / 엄마 박수영 ··· 238

더 이상 로맨틱하지 않은 데이트 / 아내 김지영(가명) ··· 244

브라보! 막둥이의 청춘 / 누나 고정란(가명) ··· 249

엄마가 다시 웃을 수 있을까요? / 딸 김정숙(가명) ··· 254
'생활인'에서 '전우'로 / 남편 정병준 ··· 261
쓰디쓴 성인 신고식 / 딸 홍보람(가명) ··· 267
부부 짬밥과 동료애, 그 최상의 접점을 찾아서 / 아내 윤희원(가명) ··· 273
내 곁의 기적 / 남편 노병건 ··· 278

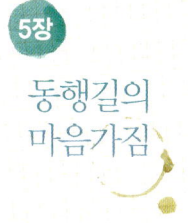

5장
동행길의
마음가짐

마지막 숙제 / 김진관(가명) ··· 285
긍정의 힘으로 생존율을 높여라! / 한상봉 ··· 291
母子 암 투병일지 / 엄마 박성례 ··· 297
한여름 밤의 꿈 / 박창배 ··· 303
나는 예쁘다 / 이경주 ··· 308

1장 암과의 동행을 시작하며

아기집 속
작은 점
하나

이순남

목숨 걸고
새 생명을 지키다

점이다. 아기집 속 작은 점 하나. 어쩌면 저리도 예쁠까? 아직은 단지 점일 뿐인데도 눈을 떼지 못할 정도로 아름답고 사랑스럽다.

"축하합니다. 4주 됐네요."

산부인과 의사 선생님의 축하 인사를 듣고 병원 문을 나서면서 곧바로 입덧이 시작됐다. 구토와 헛구역질의 연속이었지만 아기집 속 작은 점은 내내 나를 미소 짓게 했다. 몸이 점점 무거워지긴 했지만, 일반적인 임신 초기의 증상이려니 하고 대수롭지 않게 생각하던 차였다.

한 달쯤 뒤 혈액검사에서 이상 소견이 나왔다. 혈소판 수치가 80만이 넘었다며 큰 대학병원에 가보란다. 가슴이 철렁 내려앉았지만 내심 아무 일도 아닐 거라고 믿었다. 산부인과 주치의의 소견서를 들고 지방 대학병원으로 가 정밀검사를 받았다.

"만성골수성백혈병입니다."

"네? 만성 골수 뭐요? 그게 무슨 병이죠?"

의사 선생님이 하는 말을 도무지 알아들을 수가 없었다. 머릿속이 멍해지고 아무 소리도 들리지 않았다. 의사 선생님은 "임신 중에 백혈병이 발병하거나, 백혈병을 앓는 상태에서 임신하는 경우가 종종 있다. 대부분 큰 문제 없이 출산했으니 걱정 말라"는 말과 함께 "다만, 환자가 지금 임신 초기라서 앞으로의 진행상황이 좀 복잡하고 걱정스럽긴 하다"는 말을 덧붙였다.

이 모든 상황이 비현실적으로 느껴지는 와중에도 '대부분 큰 문제 없이 출산했다'는 말만을 수없이 되뇌며 병원을 나섰다. 집으로 가는 길. 그제야 내게 닥친 일들이 하나둘 실감 나기 시작하면서 자동차 핸들을 잡은 두 손이 파르르 떨렸다. 오늘따라 하늘은 어쩌면 이리도 파랗고 도로변의 가로수는 또 왜 이리 아름다운지!

"여보, 나 백혈병이래…."

놀란 남편의 눈시울이 이내 붉어졌다. 지난해 가을 유방암이 재발한 시어머니가 겨울의 문턱을 넘지 못하고 돌아가셨기에, 남편에게 또 한

만약 당신의 가족 중에 백혈병에 걸린 임신부가 있다면
어떻게 하겠느냐는 나의 질문에 새로 만난 교수님은

"나는 낳으라고 할 것"이라고 단언했다.

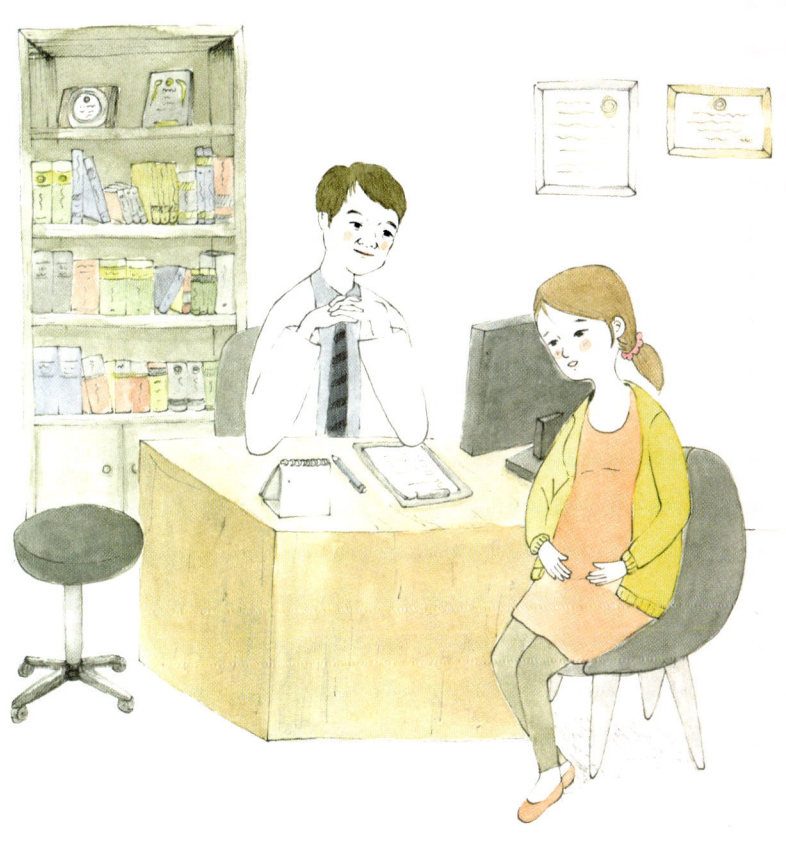

번 상처를 주는 것 같아 미안했다.

유방암 초기였던 어머니가 5년 만에 돌아가신 건 큰 병원으로 가지 않아서였다고 굳게 믿고 있는 시댁 식구들은 내가 한사코 서울로 가길 원했다. 수소문 끝에 만성골수성백혈병의 전문치료병원으로 알려진 서울에 위치한 대학병원을 찾았다. 병원에서 써준 소견서를 들고 서울로 향하는 차 안에서도, 나는 이 모든 게 오진이었기를 기도했다.

기적은 일어나지 않았다.

나는 만성골수성백혈병 환자다.

만약 당신의 가족 중에 백혈병에 걸린 임신부가 있다면 어떻게 하겠느냐는 나의 질문에 새로 만난 교수님은 "나는 낳으라고 할 것"이라고 단언했다. 더욱이 나의 경우는 발병 초기이기 때문에 충분히 가능하다는 말씀에도 힘이 실렸다. 절망 끝에서 희망이 보이던 순간이었다. 나와 아기를 살려줄 생명줄을 발견한 것 같았다.

한결 가벼워진 마음으로 돌아왔지만 시댁 식구들의 의견은 달랐다. 간호사인 형님은 대뜸 "이 병은 발병 1년 안에 치료하는 게 관건이고, 아이는 건강해진 다음에 다시 가져도 된다"며 인공 유산을 종용했다. 이미 그 얘기를 들은 시댁 식구들은 "첫째도 있으니 둘째는 욕심내지 말라"며 더 이상 나의 말을 들으려 하지 않았.

교수님께 아이를 낳아도 되는지 물어보긴 했지만, 그건 믿음을 갖고 싶어서였을 뿐, 맹세코 아이를 포기하겠다는 생각은 단 한 순간도 해본 적이 없었다. 이 아이가 나를 선택해 나에게 온 것이 아니듯 나 또한 이 아이의 생명을 놓고 고민한다는 것 자체가 죄의식이 들어 또 한 번 가슴이 무너져 내렸다. "그 애 낳다가 잘못되기라도 하면 첫째와 남편은 어쩔 거냐?"며 만류하는 시댁 식구들이 일순간 남처럼 느껴졌다.

남편과 나는 어떠한 상황이 와도 이겨나가겠다며 더 이상의 반대를 일축했다.

'그래, 나와 뱃속의 아이만 생각하자!'

가슴 깊이 박힌 숱한 못들을 털어내고, 나는 마음을 다잡기로 했다.

병원 나들이에 익숙해지다

2주에 한 번, 가끔 결과가 나빠질 땐 일주일에 한 번씩, 서울과 지방을 오가며 치료받는 나날이 이어졌다. 초음파 검사를 할 때마다 힘차게 팔다리를 움직이며 기쁨을 준 나의 아가…. 그저 씩씩하고 건강하게만 태어나 달라는 바람을 담아 태명도 '씩씩이'로 지었다.

시간이 흘러 나는 어느덧 만삭이 됐고, 왕복 9시간의 통원치료가 버거워졌다. 36주쯤 되었을 때 교수님에게 "출산은 어디서 하는 게 좋을까요?"라고 물으니 "당연히 여기서 해야죠!"라는 답이 돌아왔다. 이어, 서울에 연고는 없느냐고 물으신다.

나는 고개를 서었다.

"그럼 친정엄마는?"

"……돌아가셨어요."

"시어머니는?"

"……돌아가셨어요."

담당 교수님의 한숨 소리가 들렸고 "그럼 집 주위의 병원에서 출산할 수밖에 없군요"라고 말씀하셨다. 나는 눈시울이 붉어졌다. 진료실 문을 나서며 그동안 참고 참았던 눈물을 쏟아냈다. 양쪽 부모님 중 한 분이라도 살아계셨다면 출산을 앞둔 지금 이렇게 막막하진 않았을 텐데, 꾹꾹 숨겨두었던 서러움이 목 끝까지 차올랐다.

혹시 모를 출산에 대비해 그동안의 검사결과와 의무 기록을 모두 받아들고 울산으로 내려왔다. 그리고 2주 후, 새벽 무렵 통증과 함께 양수가 터졌다. 울산의 한 산부인과에서 두 시간의 산통 끝에 나는 무사히 아이를 낳았다. 아기도 건강하고 나도 순산했다는 사실이 얼마나 감사했던지! 임신 중 약을 꼭 써야 할 정도로 혈소판 수치가 올라간 적도 있었지만, 아기를 위해 뒤로 미루었던 게 새삼 다행이라는 생각이 들었다. 약 복용을 시작하지 않고 출산까지 한 스스로가 자랑스럽기까지 했다.

출산 후 3주가 되었을 무렵 혈소판 수치가 130만을 넘어섰지만, 이제 약을 먹을 수 있다는 생각에 걱정은커녕 안도감이 밀려왔다. 바로 이튿날부터 표적항암제는 나의 동반자가 되었다. 건강한 사람들이 매일 비타민을 챙겨 먹듯 복용하면 그만이라고 생각하니 전혀 번거롭지 않았다. 복용 경과를 살펴보고 혹시 모를 부작용에 대비하기 위해 2주에 한 번 서울을 오가며 통원치료를 했던 게 고생이라면 고생이었다. 시댁 식구 모두가 "너희 부부가 고집부려 낳은 자식이니 알아서 감당해라"는 듯 아무도 아이를 봐주려 하지 않았기 때문이다.

약간의 근육통과 부종 외엔 별다른 부작용이 없다는 사실에 감사하며 지내던 어느 날, 아이의 이마에 점이 하나 보였다. 출산 후 40일이 되던 날이었다. 모기에 물린 줄 알았는데, 저녁 무렵 구토를 하는 아이의 입에 피가 비쳤고 설사한 기저귀에는 혈변이 보였다. 주말 저녁이었던 터라 일단 급히 근처 병원으로 향했다.

"정확히는 모르겠지만 그리 안 좋은 상태는 아닌 것 같네요. 월요일 오전에 소아과로 가보세요"라는 의사 선생님의 말에, 정말 괜찮은 줄로만 알았다. 그런데 다음 날 아침에 일어나보니 점이 얼굴 곳곳에 퍼져 있었다. 가슴이 철렁 내려앉았다. 일요일에도 진료하는 소아과를 수소문해 병원으로 달려갔다. 아들의 얼굴을 본 의사 선생님이 혈액검사를 해봐야겠다며 얼른 채혈실로 가란다. 이윽고 혈소판이 거의 없다며 빨리 큰 병원으로 가라는 말에 하늘이 노래졌다. 아이를 안고 정신없이 계단을 뛰어 내려갔다. 가는 도중 소아과 의사 선생님에게서 전화가 걸려왔다.

"어느 병원으로 갈 거예요? 그쪽 병원에 전화해서 혈소판 미리 준비해 놓으라고 할 테니, 서두르세요!"

신호, 속도 다 무시한 채 떨리는 마음을 진정시키며 대학병원으로 향했다. 응급실에 도착해 열 개가 넘는 채혈을 했지만 혈액내과 담당 교수님이 세미나를 가서 다른 병원으로 옮기라고 했다. 다시 구급차를 타고 혈소판 수혈을 하며 또 다른 병원으로 이동했다. 비가 쏟아지는 데다 저녁 시간이라서 차가 많이 밀려 병원으로 향하는 길은 몹시 더디게만 느껴졌다. 다른 병원에 도착하니 또다시 채혈해야 한다고 했다. 이제 겨우 생후 40일 된 아이에게 못할 짓이라는 생각이 들었지만 어쩔 수 없었다.

계속된 채혈 탓에 6,000개였던 아들의 혈소판은 5,000개로, 또 3,000개로 줄었다. 의료진은 골수검사를 해봐야 할 것 같다고 했다. 골수검사의 고통을 너무나도 잘 아는 나는 고사리 같은 아이의 손을 잡고 눈물을 참을 수밖에 없었다. 링거 줄에 마취제를 넣는 것까지 지켜보다 밖으로 나와 문 앞에서 기다렸다. 1분이 한 시간처럼 느껴졌다. 그렇게 더딘 시간이 30분쯤 흐른 뒤, 아직 잠에서 깨지 않은 아이를 품에 안았다. 제발 아무 일 없게 해달라고 하느님, 부처님, 예수님 다 찾으며 빌고 또 빌었다.

며칠 후 '소아암일 가능성은 전혀 없다'는 결과가 나왔다. 그날 저녁 병실에선 파티가 열렸다. 함께 걱정해주고 아파해주던 환자와 보호자들, 그리고 혈관이 잘 안 보이는 신생아의 몸에 아프지 않게 바늘을 꽂느라 고생했던 간호사들도 함께했다. 아들의 혈소판은 조금씩 올라가기 시작했고, 입원한 지 3주째 되던 날 퇴원해도 된다는 반가운 소식을 들었다.

지금, 이만큼의 행복에 감사하기

끝없이 길게 느껴지던 3주였다. 정말이지 다시는 기억하고 싶지 않은 3주였다. 내가 아픈 건 견딜 수 있어도, 나로 인해 자식이 아픈 건 그야말로 생살을 잘라내는 고통이라는 걸 온몸으로 체감한 3주였다. 그 후 2주에 한 번, 시간이 흐른 뒤엔 한 달에 한 번씩 정기검진을 하며 6개월이 흘렀고, 반소매 옷을 입고 병원에 들어갔던 나는 긴소매 옷에 점퍼를 입고서야 아들의 완치 판정을 받았다.

돌을 훌쩍 지나 어느덧 20개월에 접어든 아들은 엄마의 바람을 아는 건지 씩씩하고 건강하게 잘 자라주고 있다. 큰일을 겪어서일까, 첫아이를 키우면서 느꼈던 육아의 고통 같은 건 없었다. 둘째를 키우는 하루하루는 모든 게 행복이었다. 그저 아프지만 않다면 안아달라고 울어도 예쁘고, 떼쓰고 고집부려도 예쁜 아들이기 때문이다.

온종일 곁에서 기쁨을 주는 아이 덕분인지, 나 또한 1년 차 골수검사와 유전자 검사에서 완치에 가깝다는 판정을 받았다. 금쪽같은 아이들 남 부럽지 않게 잘 키우라고, 저 위 어디선가 지켜보실 어머니가 선처를 베푼 것 같다.

2011년 초, 임신과 백혈병이라는 기쁨과 슬픔이 동시에 찾아왔고, 2011년 늦가을, 출산과 아이의 입원이라는 천당과 지옥을 동시에 맛봤다.

나는 이 모든 것을 이겨냈다.

2013년 가을을 맞는 지금, 사랑스러운 두 아이와 남편, 그리고 내 삶의 새로운 동반자가 된 만성골수성백혈병과 함께 평범하지만 소중한 하루하루를 만끽하고 있는 참이다.

백혈병이 가져다준
제2의 인생

❋   늘 그런 것은 아니지만, 삶은 가끔 무례하다. 내가 삶을 경외하는 만큼, 내가 삶을 경외하지 않는 만큼, 삶도 꼭 같이

그러한 것 같다. 뜻하지 않은 손님인 만성골수성백혈병을 만나게 되면서, 삶이란 세찬 물 호스를 겨우 잡고 있는 것과 같아서 언제고 까딱하면 낭패를 당할 위험이 도사리고 있다는 걸 알게 됐다.

돌이켜 보면 힘든 것은 투병만이 아니었다. 법칙으로 믿어왔던 삶의 패턴들이 눈앞에서 산산이 바스러지는 모습을 똑똑히 지켜봐야 했다. 삶은 예측 가능한 것들과 예측 불가능한 것들로 이루어져 있는데, 어느 것이 어느 것인지 도통 감을 잡을 수가 없었다.

네 식구 생계비에 모자(母子) 치료비까지 감당하기 위해 고된 하루 일을 마치고 귀가하기 전, 남편은 심호흡을 크게 하고 눈물샘을 막아두기 위해 만반의 준비를 했더랬다.

"남자가 허구한 날 질질 짜고 그래~"라는 나의 타박이 귀에 못이 박일 만큼, 마음 여린 남편은 참 많이도 울었다. 신은 행운과 불행을 골고루 챙겨준다는 걸 알기에, 우리는 줄곧 희망을 놓지 않았다. 동시에 언제 또다시 믿을 수 없는 불행이 찾아올 수도 있다는 가능성을 완전히 배제하지는 않고 있다. 아직도 병원에 갈 때마다 수능시험 보러 가는 수험생처럼 떨리는 가슴을 진정시키기가 어려운 이유다. 의사 선생님으로부터 아무 이상 없다는 확인을 받고서야 비로소 긴장이 풀리며 웃게 되고 말이다.

백혈병은 평생 재발 가능성을 안고 가야 하는 병이다. 그래서 사회생활을 유지하기도 어렵고, 마음마저 병들기 쉽다. 처음엔 "아무것도 확실한 건 없다"는 말에 절망했고, 한때는 평생을 안고 가야 하는 병이라는 잔인한 사실을 감당할 수 없어 괴로워했지만, 나는 마음을 고쳐먹기로 했다.

'그래, 네 덕분에 제2의 인생이 시작됐지! 네가 있어서 생명의 소중함도 알았고, 덕분에 이제는 건강관리에도 도가 텄고, 예전엔 미처 몰랐던 기쁨을 하루에도 여러 번 느낄 수 있었어. 네 덕에 내 삶이 이만큼 달라졌으니, 너를 많이 원망하진 않을게!'

이렇게 생각하니 마음이 한결 가벼워졌다.

눈에 보이진 않지만 항상 나와 동행하고 있을 만성골수성백혈병이라는 녀석. 나는 오늘도 이 친구를 다독이며 하루하루를 살아내고 있다.

유난히도 뜨거웠던 지난 계절을 배웅하고 돌아서는 길, 주위를 둘러보니 곳곳에 벌써 가을이 들어서 있다. 지금 이 순간은 2011년 봄 내가 그토록 소망하던 어느 날일 것이다. 따지고 보면 비교적 공평한 삶, 불평하고 자위하고 일하고 쉬고 하는 와중에 나는 온 마음을 다해 감사하는 시간이 많아졌다.

익숙한 거리의 풍경을, 오가는 사람들의 표정을 다시 본다. 횡단보도를 건너고, 전화기 너머 목소리를 듣는다. 신선한 오렌지 주스도 마시고, 우산 속에서 비도 맞는다. 삶의 법칙은 계속 만들어지고 있고, 예외 또한 계속 생겨나고 있는 지금.

나는 살아있다.

백혈병과 어깨동무 하기

문병철(가명)

오늘 밤 저를 데려가 주세요!

'제발 오늘 밤에 저를 데려가 주세요!'

매일 밤 잠들기 전 나는 '제발 오늘 밤에 데려가 주세요!'라고 간절히 기도했다. 1년간 나의 기도는 한결같았다.

만성골수성백혈병 약물치료의 부작용은 예상보다 훨씬 혹독했고, 급기야 정신을 차릴 수도 없는 상태로 응급실에 실려왔다. 열흘 남짓 입원치료 후, 퉁퉁 붓다 못해 살이 터지기까지 했던 다리의 붓기도 어느 정도 가라앉았다. 좀 살만해진 것 같아 퇴원했지만, 잠깐의 편안함은 입원실에서 투여한 막강한 진통제 덕분이라는 걸 깨달았다. 집에 온 지 사흘쯤 지나니 섬뜩한 고통의 북소리가 온몸을 울렸다.

다른 환자들에 비해 나는 유독 극심한 부작용에 시달렸다. 하도 견디기 힘들어 어느 날은 표적항암제의 설명서를 펼쳐 들고 가능한 모든 부작용을 체크하기도 했다. 설명서가 경고한 '강력' 수준의 부작용 중 지금껏 내가 겪은 것만 2/3가 넘었다. 부작용을 모르고 넘어가는 환자도 있다던데, 참 복도 지지리도 없구나 싶어 한숨을 내쉬었다.

여간해서는 아픈 티를 내지 않는 남자였던 나는 하루하루 맥없이 무너져갔다. 어떤 날은 힘껏 휘두른 야구 방망이에 맞은 것처럼 몸 전체에 묵직하게 퍼지는 통증에 꼼짝 못 하고 신음해야 했고, 보름 넘게 초죽음 상태로 근근이 숨쉬기도 했다. 어느 아침엔 엄청난 양의 눈곱 때문에 눈을 뜨기 위해 한참을 애써야 했고, 약해진 피부의 살갗이 훌렁 벗겨져 일상적인 방법으로는 대소변을 보기도 어려워졌다. 또 어떤 날엔 물렁물렁하게 쉰 깍두기 한 점을 살살 깨물었는데도 입속 가득 피멍울이 생겼고, 무심코 입술에 묻은 물기를 티슈로 살짝 눌렀다가 입술 절반에 이르는 살갗이 떨어져 나간 적도 있었다. 발가락이 죄 부르트더니 물집 속의 물집, 또 그 속의 물집이 3중으로 들어서 산책은커녕 걷기도 어려웠다. 덕분에 살면서 이렇게나 많은 신발을 신어보게 됐다는 게 호강이라면 호강이다. 부드럽고 쿠션 좋은 놈이라면 정말이지 별의별 신발을 다 사들였다. 그래도 늘 발가락 한 개 정도는 부르터있었지만 말이다.

진통제 두 알씩 하루 세 번을 먹어도 두통은 꿋꿋했고, 도통 멈추지 않는 설사와 구토로 자다가 베개를 적신 날이 태반이었다. 탄산음료가 써서 뱉을 만큼 입맛도 돌변했다. 땀은 또 어찌나 폭포수처럼 쏟아지는지, 밥 한 번 먹으려면 얼굴에서만 일곱 줄기의 물줄기가 낙하하는 통에 어깨까지 흠뻑 젖기 일쑤였다. 어딘지도 모를 몸속 깊은 곳에서 울리는 뼈의 통증은 차라리 '장중하다'는 말이 어울릴 만큼 무겁게 나를 짓눌렀다.

매일 다량의 물을 꾸준히 복용해야 하고 정해진 시간에 약을 먹어야 하는 것도 번거로웠다. 직장생활을 하는 나는 업무를 보다 보면 정해진 시간을 놓치기 쉬워 휴대전화기로 알람을 맞춰놓고 약 복용 시간을 엄수하였다. 이러한 나의 노력에도 불구하고 부작용의 고통은 쉬이 나를 놓아주지 않았다.

나이 쉰 넘어 일군
신작로(新作路)

● 항암제의 온갖 부작용과 불면증으로 잠을 이루지 못해 남들보다 서너 배는 더 열심히 기도했건만, 하늘은 그조차 들어주지 않았다. 그도 그럴 수밖에. 내 부모와 아내, 그리고 나를 사랑하는 많은 이들이 매일같이 나를 살려달라고 기도했을 테니 말이다.

가족의 기도가 통해서였을까? 발병 1년이 지나 유전자 검사를 해보니 분자유전학적 관해 상태에 도달했다고 했다. 처음 백혈병 진단을 받았을 때만큼이나 쉬 실감이 나질 않았다. 얼마나 간절히 기다려온 일이었던가. 불과 몇 달 전만 해도 죽음의 가능성을 배제하지 못했던 나였지만, 이젠 부모님, 아내, 아이들, 나를 사랑하는 모든 사람들의 마음을 아프게 하지

매일 밤 잠들기 전 나는
'제발 오늘 밤에 데려가 주세요!'라고
간절히 기도했다.
1년간 나의 기도는 한결같았다.

'제발 오늘 밤에 저를 데려가 주세요!'

항암제의 온갖 부작용과 불면증으로
잠을 이루지 못해 남들보다 서너 배는
더 열심히 기도했건만,
하늘은 그조차 들어주지 않았다.
그도 그럴 수밖에.
내 부모와 아내,
그리고 나를 사랑하는 많은 이들이
매일같이 나를 살려달라고
기도했을 테니 말이다.

않고 혼자 설 수 있게 됐다.

기다렸던 소식을 듣고 한껏 고무되어 행복을 만끽하던 것도 잠시. 다시금 내 앞에 놓인 삶의 무게에 나는 '이제 무엇을 하며 살아갈까?'를 고민해야 했다. 그러다 지금의 컨디션으로는 할 수 있는 일이 아무것도 없다는 사실을 깨닫고 또다시 절망하고 말았다.

아픈 몸 때문에 이렇다 할 경제활동을 하지 못했고, 병원비를 대느라 얼마 되지 않은 저축도 거의 바닥이 났던 차였다. 이제는 다시 가장으로 서야 했다. 뭐라도 도전해봐야 한다는 생각에, 우연히 광고메일로 전송된 안내를 보고 공인중개사 시험에 응시하기로 마음먹었다.

어느 정도 각오는 했지만 결코 쉽지 않은 도전이었다. 쉬지 않고 눈물이 고이는 통에 눈앞도 잘 보이지 않고 약을 먹으면 울렁증 때문에 최소한 시간 이상은 맥없이 쉬어야 하는 악조건 속에서 나는 이를 악물고 공부했다. 8개월 후 나는 부동산 공인중개사 시험에 합격했다. 첫해 도전에 합격한 50대 응시자는 전국에서 단 36명이란다.

목표를 달성한 기쁨도 기쁨이었지만, 이제 내리막길을 걸어갈 일만 남았다고 생각했던 암환자가 멋들어진 신작로 하나를 일군 것 같아 가슴이 벅차올랐다. 다시 사람 구실을 하며 살 수 있겠구나! 아니, 욕심을 좀 더 내어 이 분야 강호로 올라설 수도 있겠구나! 부동산 사무실을 차리고, 최고기록이지만 한 건에 4,700만 원의 소개비를 받는 날도 생겼다. 이 모든 게 백혈병 덕분이라고 나는 굳게 믿고 있다.

수녀님을 울린 남자

얼마 전 눈 건강이 부쩍 나빠졌다는 말을 듣고 낙담한 나를 위해 기도해주시던 수녀님께서 한 시간 넘는 통화 끝에 눈물을 보이고 말았다. 나는 아무렇지 않은 척 도리어 더 씩씩하게 굴었지만, 수화기 너머 애써 숨겨둔 두려움을 감지하셨던 듯하다. 아마도 수녀님을 울린 남자는 세상에 몇 명 없을 것이리라. 수일 안에 수녀님을 찾아뵙고 용서를 빌 계획을 세워본다.

2년 전 부동산 사무실을 정리했다. 이제는 자식들도 모두 직장에 다니고, 천만다행으로 약간의 수입으로 남은 생은 그럭저럭 살 수 있겠다는 판단이 들어서였다. 다만 앞으로 무엇을 하며 살 것인가는 여전히 내게 가장 중요한 문제였다. 그 어느 때보다 진지하게 길을 모색하던 중, 모 대학 국문학과 2학년에 편입을 했다. 항암제를 매일 복용해야 하는 백혈병 환자가, 그것도 나이 쉰 넘어서 대학에 들어간다고 하니 주변에서는 입이 떡 벌어지는 모양이었다. 1학기 성적이 전 과목 A를 기록해 전액 장학금을 받고 나니, 누군가의 걱정거리에서 자랑거리가 된 것 같아 신바람이 났다. 부작용은 갈수록 심해졌지만 학업을 계속하는 동안에도 완전유전자반응은 계속 잘 유지가 되었다.

의사 선생님의 권유로 이제 표적항암제를 끊은 지도 일 년이 넘어 꽤 시간이 흘렀다. 백혈병 발병 이후 생의 그 어느 순간보다도 열정적으로 살게 되면서, 젊은 날 '여건이 안 돼서', '시간이 부족해서' 따위의 핑계로 하릴없이 흘려보냈던 세월이 참으로 아깝다는 생각이 든다. 암환자가 되고 나서 나는 오히려 더 많은 일에 도전했고, 온 힘을 다해 노력했고, 그만큼 많은 일을 성취해냈다. 건강관리에 전력을 기울이며, 앞으로도 나는 그 누구보다도 열정적으로 내 삶을 살아낼 것이다. 또 모르겠다. 2년쯤 뒤에는 한적한 산속에 들어가 유유자적 낭만을 즐기며 소설을 쓰는 '한량'이 되어있을지도. 다시 찾은 청춘의 기억은 언젠가는 소멸될 테지만, 백혈병은 끊임없이 각별한 이야기들을 이어낼 테니 말이다.

서른여섯, 물가에 내놓은 아이가 됐다

정수현(가명)

엄마가 얼마나 더 살 수 있을까?

결혼하고 9년이 되어가던 해였다. 남편이 시부모님과 함께 대하 양식업을 하는 터라 시댁에 신혼살림을 차렸고, 세 아이 낳아 기르며 알뜰살뜰 돈을 모아 7년 만에 경기도에 겨우 우리만의 집을 마련했다. 말이 독립이지, 좁디 좁은 컨테이너 안에서 분식 장사하며 여름엔 땀과 더위에, 겨울엔 칼바람과 추위에 맞서 싸워야 했다. 의정부로 출퇴근하는 남편의 짐을 조금이라도 덜어주고 싶다는 마음에, 억척같이 홀로 애들 뒷바라지하며 떡볶이를 팔았다.

깡이라면 자신 있었던 나였지만, 삶은 번번이 예상치 못했던 불행으로 나를 시험했다.

2003년 11월 9일, 혈액암 진단을 받았다. 내 나이 서른넷이었다. 의사는 "이식을 한다 해도 건강하게 완치될 확률은 50~60% 정도이고, 그렇지 않으면 5년밖에 살 수 없다"고 했다. 어쩌면 저렇게 무시무시한 말을 담담하게 전할 수 있을까. 남편의 일이 잘 안 풀려 당장 다섯 식구 먹고사는 일도 걱정이었던 처지에, 벼랑 끝에 선 나는 차라리 죽는 게 낫지 않을까 하는 생각이 들었다.

죽음보다 걱정스러운 건 아직 한참 엄마의 보살핌이 필요한 자식들이었다. 눈 뜨면 엄마부터 찾는 초등학교 2학년 큰딸과 연년생 둘째 딸, 그리고 이제 겨우 다섯 살이 된 막내아들까지, 학교도 보내고 사춘기 때 따뜻한 조언도 해주고 보란 듯이 시집 장가도 보내야 할 천금 같은 내 새끼들의 얼굴이 병실 가득 둥둥 떠다녔다.

마음을 추스르고 표적항암제를 복용하며 치료를 시작했다. 약의 부작용은 생각보다 심했다. 복용 초기에는 견딜 수 없을 정도의 매스꺼움과 구토로 식욕이 사라졌고, 종아리에는 툭하면 쥐가 났다. 밤이면 손이 저리고 속이 쓰려 잠을 설치기 일쑤였다. 매일 아침 눈두덩이 퉁퉁 붓더니 조금이라도 더 피곤한 날이면 양쪽 눈의 혈관이 터져 아이들 마주 보기가 두려울 정도였다. 남들이 나를 어떻게 볼까 두려운 마음에 나는 점점 움츠러들었다.

가장 어려운 일은 이 병을 나의 삶 안으로 온전히 받아들이는 것이었다. 병세는 하루가 다르게 깊어갔지만, 내 팔자가 어디 맘 편히 주저앉아 신세 한탄이나 할 수 있었던가.

두 딸은 학교에 보내고 다섯 살 어린 아들은 컨테이너로 데리고 나와 눈앞에 앉혀놓고 장사를 계속했다.

그러던 어느 날이었다. 찌는 듯한 무더위로 컨테이너 안은 마치 한증막처럼 달아올랐고, 온몸이 흠뻑 젖을 만큼 땀이 주룩주룩 흘러내렸다. 연신 땀을 훔치면서도 아들 녀석이 걱정되었다.

"엄마 일해야 하니까 멀리 가지 말고 보이는 데 있어야 한다."

"차가 많아 위험하니 돌아다니면 안 된다."

그렇게나 주의를 줬건만, 어묵에 꼬챙이를 끼우고 허리를 펴니 녀석이 보이지 않았다. 컨테이너 주변을 한 바퀴 돌았다. 아들은 나타나지 않았다. 좀 더 반경을 넓혀 주변을 한 바퀴 돌았는데도 녀석은 어디에도 보이지 않았다.

가슴이 덜컹 내려앉았다. 떨리는 가슴을 진정시키며 컨테이너로 돌아와 보니, 등잔 밑이 어둡다고, 아들은 슬러시 제조기 밑에 쪼그려 앉아 종이컵 안에 소복이 쌓인 오렌지 슬러시를 할짝거리고 있었다. 제 딴엔 날도 덥고 목이 타니 슬러시 한 컵 먹고 싶긴 한데 엄마가 아프니 인근 공사장에 널린 돌멩이를 하나 옮겨와 밟고 올라서서 용케 반 컵 정도의 오렌지 슬러시를 따라내는 데 성공한 모양이었다. 붉으락푸르락하며 들어선 엄마와 눈이 마주치고 혼날 것을 직감했는지 잔뜩 겁먹은 표정이면서도, 컵을 꽉 움켜쥔 두 손을 풀지 않고 남은 슬러시를 급히 입에 털어 넣는 아들을 보고 억장이 무너졌다.

왜 이렇게 살아야 하나, 저 천사 같은 아이들이 왜 나같이 못난 엄마를 만나 이렇게 불쌍하게 자라야 하나…. 어린 자식들을 볼 때마다 쓰디쓴 눈물을 삼켰다.

긴 숨으로 묵묵히
걷는 길

극심한 고통 속에서도 먹고살 돈을 벌기 위해 의정부에 있는 갈빗집에 취직했다. 독한 약을 이겨내는 일만으로도 힘겨웠지만, 온종일 서서 일하니 팔다리는 말할 것도 없고 얼굴까지 통통 붓고 속이 편할 날이 없었다. 견뎠다. 내 아이와 내 가족을 위해서. 이렇게 얼마나 더 버틸 수 있을까 생각하면 한가롭게 불평하고 있을 시간이 없었다.

약의 부작용인지 우울증이 생겼다. 다소 내성적이긴 했어도 씩씩함 하나로 그 숱한 역경을 헤쳐온 나인데, 삶의 의욕은 점점 사라져갔다. 조금만 부딪혀도 온몸 구석구석 멍이 들고, 집안일 하다 생긴 크고 작은 상처는 쉬 아물지 않고 짓무르기 일쑤였다. 이 나이에 물가에 내놓은 아이처럼 연약한 존재가 됐다는 게 참을 수 없이 화가 났다.

처음엔 불행이라고 여겼지만, 완전유전자반응을 얻은 지금은 백혈병 덕분에 참 행복해졌다는 생각을 하며 산다. 평생을 아등바등 힘들게 일했으니 이제 일손은 내려놓고 내 몸 돌보며 살라고 하늘이 기회를 주신

천사 같은 아이들이 왜 나같이 못난 엄마를 만나
이렇게 불쌍하게 자라야 하나….
어린 자식들을 볼 때마다 쓰디쓴 눈물을 삼켰다.

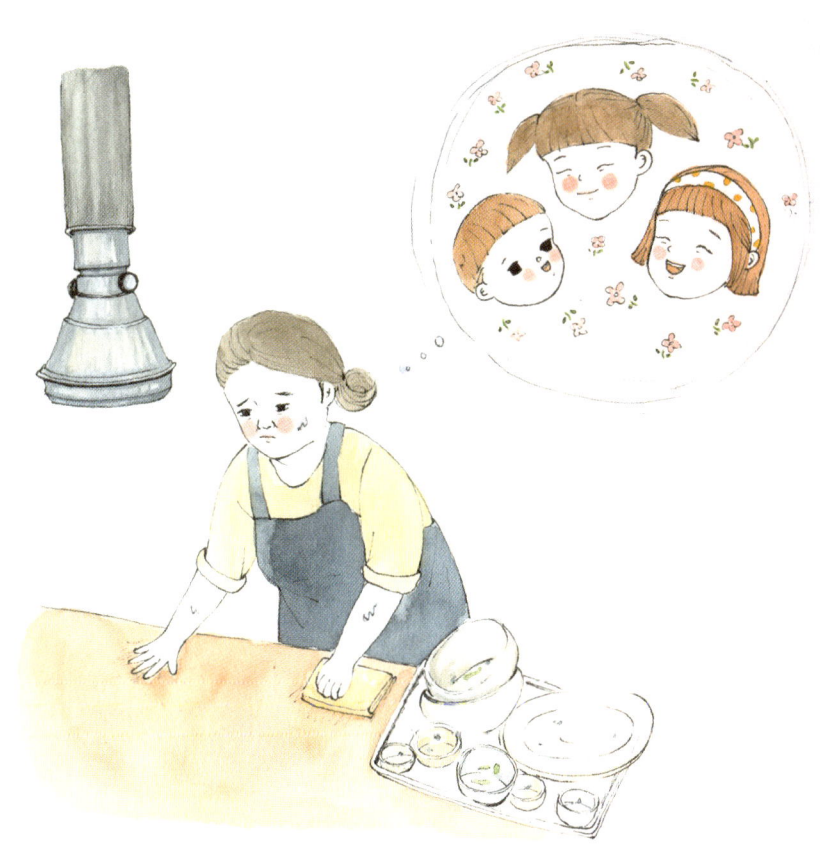

듯도 하다. 좋아졌다 나빠졌다를 반복하며 나와 보조를 맞춰 걸어온 만성골수성백혈병도 어느덧 십년지기가 되었다.

엄마가 백혈병 환자라는 사실을 알게 된 둘째 딸은 초등학교 3학년 아이답지 않게 알뜰살뜰 제 엄마를 챙긴다. 막내는 둘째가 업어 키웠다고 해도 과언이 아닐 정도로 동생 육아에 두 팔을 걷어붙였고, 학교 갔다 오면 설거지부터 빨래, 정리정돈까지 누가 시키지 않아도 묵묵히 집안일을 도왔다. 어느새 엄마보다도 훌쩍 커버린 아이들과 함께 농담도 해가며 큰소리로 웃을 수 있다는 게 믿을 수 없을 만큼 행복한 오늘.

앞으로 이 아이들과 함께하는 시간이 십 년이 될지 이십 년이 될지 모른다. 이 천사 같은 아이들과 언제까지 함께할 수 있을지는 그 누구도 예측할 수 없지만, 살아 숨 쉬는 동안은 후회 없이 사랑을 주고 싶다. 먼 훗날 나와 남편을 똑 닮은 아이들의 머릿속에 '최선을 다해 살고 많이 웃었던 엄마'로 기억될 수 있다면 더 바랄 것이 없겠다.

나는 더 열심히 살 것이다. 내 아이들을 끝까지 지키고 싶다. 이 다짐이야말로 마흔다섯을 목전에 둔 '3남매 엄마'를 더욱 살맛나게 하는 힘이다.

사랑하기
좋은 날

박영란(가명)

'불청객'에서
'이정표'로

이만하면 공평하다.

더 아름다워지는 데는 실패했지만, 더 사랑스러운 여자가 되기에는 성공했다.

진지한 태도로 온 힘을 다해 내 삶을 살아내는 방법을 알아냈으니, 나는 오히려 백혈병에게 고마워해야 할지 모른다. 억울하다는 생각을 떨쳐내고 나니, 백혈병은 '불청객'이 아니라 더욱 충만한 삶으로 나를 안내해준 '고마운 이정표'라는 생각이 들었다.

준비 없이
맞이한 손님

2011년 9월의 어느 월요일. 추석 연휴를 앞두고 친구와 성형외과에 갔다. 친구가 상담받으러 간다기에 호기심 가득 안고 따라간 것뿐이었는데, 정작 계약금을 걸고 나온 건 나였다. 친구 옆에 앉아 상담내용을 듣고 있다가 얼떨결에 상담에 참여하고 수술 예약까지 잡고 말았다. 그것도 겁도 없이 최고 난이도 성형이라는 양악수술을 말이다. 잘못되면 생명이 위험할 수도 있다는데, 이런 엄청난 일을 사전에 계획한 바 없이 그것도 바로 5일 뒤로 잡다니, 돌이켜 보면 그때 난 뭔가에 홀린 사람 같았다.

병원을 나와 주변 사람들에게 수술 사실을 알리니 가족, 남자친구, 친구들 할 것 없이 하나같이 반대하고 나섰다. 워낙 큰 수술인 터라 며칠 후에는 성형외과 원장, 집도의, 치과 의사 등 총 3명의 의사와 밀착상담을 해야 했다. 그런데 의사 선생님들까지 나의 수술을 반대하는 것이다. 수술해도 크게 만족할 만한 결과를 얻지 못할 거라는 게 이유였다. 평소 귀 얇기로 소문난 나였는데, 담당 집도의까지 권하지 않는 수술을 굳이 하겠다고 고집을 부린 이유를 지금도 모르겠다.

며칠 뒤 성형외과로부터 한 통의 전화를 받았다. 피검사 결과가 이상하니 큰 병원에 가보라는 것이었다. 가까운 종합병원에 가 정밀검사를 받고 만성골수성백혈병이라는 의외의 병명을 받아들였다. 진료실에서 나와 친구에게 전화를 걸어 이 빅뉴스를 전하니 "영화 찍냐? 당연히 뭔가 잘못된 거겠지. 너 요즘 감기 기운 있어서 그런 걸 거야"라며 깔깔 웃

이만하면 공평하다.
더 아름다워지는 데는
실패했지만,
더 사랑스러운 여자가
되기에는 성공했다.

진지한 태도로 온 힘을 다해
내 삶을 살아내는 방법을 알아냈으니,
나는 오히려 백혈병에게 고마워해야 할지 모른다.

억울하다는 생각을 떨쳐내고 나니,
백혈병은 '불청객'이 아니라
더욱 충민헌 삶으로 나를 안내해준
'고마운 이정표'라는 생각이 들었다.

었다. 나도, 내 주변의 모든 사람들도, 그렇게 준비 없이 백혈병을 맞이해야 했다.

온 힘을 다해
오늘을 살길!

병원에 가기 전, 인터넷을 뒤져가며 백혈병에 대해 알아보기 시작했다. 유용한 정보도 있었지만, 간담이 서늘할 만큼 무시무시한 이야기도 산재해 있었다. 사실 여부도 확인되지 않은 이야기들이라며 주변에서는 신경 쓰지 말라고 했지만 점점 두려움이 엄습해왔다.

골수검사를 위해 며칠간 병원에 입원해 있으면서는 그야말로 극한의 공포를 느끼게 됐다. 고개를 돌릴 때마다 TV에서나 봤던 백혈병 환자들이 눈에 들어온다. 급성 환우들과 같은 병실을 쓰게 된 터라 더 심각하게 다가왔던 것도 같다. 머리를 빡빡 민 아이, 볼이 움푹 패일 정도로 야윈 아주머니, 골수검사와 항암치료를 거듭하며 한눈에 보기에도 기력이 다 떨어진 듯한 환자들…. 그 사이 한자리를 차지하고 있자니 그제야 '내가 정말 백혈병 환자구나!'라는 실감이 나면서 서러운 눈물이 흘렀다.

첫 골수검사부터 너무나도 고통스러웠다. 1시간 가까이 고생한 끝에 만성골수성백혈병 확진을 받았다. 무거운 마음을 추스를 여력조차 없었다. 나의 심리상태를 눈치챘는지 주치의 선생님이 밝은 목소리로 "요즘은 약이 좋아서 골수이식 같은 거 잘 안 해요. 그건 약 반응이 정말 안 좋을 때나 고려해보는 거지, 거의 약으로 다 치료할 수 있으니 너무 걱정하지 않아도 돼요"라며 힘을 주신다.

"치료할 수 있으니 걱정하지 않아도 돼요."

"치료할 수 있으니 걱정하지 않아도 돼요!"

신기하게도 교수님의 마지막 말씀이 몇 번이고 반복해서 들리는 것 같았다. 기실 처음 정밀검사를 했던 병원에서는 대뜸 골수이식을 권해 나를 충격에 빠뜨렸었다. 감당할 수 없을 정도로 묵직한 절망을 이미 경험한 터라 '약만 먹고도 나을 수 있다'는 기쁨이 몇 배는 더했던 것 같다. 암에 걸렸는데 기쁨이라는 표현을 떠올려놓고, 뭔가 아이러니하다는 생각을 했던 기억이 난다.

나는 암환자다

지난 주말 TV를 보다가 암환자를 주인공으로 한 다큐멘터리에 우연히 시선이 맞았다.

'세상에, 저렇게 안됐을 수가….'

등장인물의 투병기를 연민 가득한 눈으로 바라보다 말고 문득 '아차, 나도 암환자였지~'라는 생각이 들어 얼마나 황당했던지! 많은 순간 '나는 암환자다'라는 정체성을 잊고 사는 것도 개인적으로는 썩 괜찮은 투병 노하우라는 생각이다.

필요 이상의 긴장과 장밋빛 청사진 모두를 경계하며 나는 썩 잘 이겨내고 있다. 백혈병을 나의 일부분으로 인정하고 나니, 교수님 말씀처럼 친구가 되는 것도 그리 어렵지 않았다. 알람을 맞춰놓고 시간 맞춰 약을 챙겨 먹는 게 일상이 됐다는 것 이외엔 내 인생이 크게 달라지지 않았다는 것도 축복이다.

애석하게도 외모는 좀 변했다. 약의 부작용으로 몸이 붓기 시작하더니 거울을 볼 때마다 예전의 내 모습이 아니어서 깜짝 놀랄 때가 많다. 자만하거나 경계를 늦춰선 안 되지만, 그래도 나보다 더 고통을 겪는 환우들에 비하면 얼마나 감사한지!

교수님 말씀이 나는 가속기 환자였기 때문에 만약 몇 달만 늦었어도 급성으로 갈 수 있는 위험한 상황이었단다. 평소 건강검진 한 번 받아본 적 없던 나를 그 말도 안 되는 성형수술로 이끌었던 건, 어쩌면 하나님이 보내주신 천사가 아니었을까? 어쩌면 나를 끔찍이 예뻐해 주셨던 우리 외할머니가 천국에서 내려보낸 천사였는지도….

불평불만을 달고 살았던 내가 이제는 매사에 감사하며 산다. 이 얼마나 아까운 청춘인 줄도 모르고 하릴없이 세월을 흘려보냈던 내가 이제는 꽉 찬 하루하루를 운용할 줄도 알게 됐다. 무의미한 '연명'에 지나지 않았던 지난날은 이제 안녕! 많은 이들의 사랑 속에 '살아있다'는 것만으로도 행복한 내 인생은 앞으로 점점 더 값질 것 같다는 확신이 든다.

첫째 딸 입학식

윤철규(가명)

건강하게 자라줘 고맙다!

"자~ 찍는다! 하나, 둘, 셋!"

2008년 3월 3일. 그날은 첫째 딸의 중학교 입학식 날이었다. 일이 바쁘다는 핑계로 아이의 성장 과정을 찬찬히 지켜봐 주지 못한 미안함을, 오늘만큼은 조금이라도 만회하고 싶었다.

배정받은 학교에서의 입학식이 끝나고 우리는 교정에서 제일 멋진 명당을 골라 지치지도 않고 기념촬영을 했다. 가족 앨범을 아무리 들여다봐도 존재감이라고는 찾을 수 없었던 '아빠의 굴욕'을 내심 마음에 담아

두고 있던 나였다. 태어난 지가 엊그제 같은데 벌써 중학교에 입학한 아이가 대견스러웠다. 아빠가 많이 신경 써주지 못했는데도 바르고 건강하게 자라준 아이가 그저 고마웠다. 번번이 그래왔듯 고등학교 입학식 때는 얼굴을 비칠 수 없을지 몰라 동에 번쩍 서에 번쩍하며 부러 더 많이 웃었던 기억이 난다.

외식을 하고 집으로 돌아오니 전화벨이 요란하게 울린다.

"병원인데요, 일주일 전 건강검진 하셨죠?"

아, 그랬지! 깜빡하고 있었다. 그런데 무슨 일이지? 마른 침이 꿀꺽 넘어갔다. 백혈구와 혈소판 수치가 정상 수치의 최대치를 훌쩍 넘으니 지금 빨리 병원으로 와 혈액검사를 다시 해보라는 안내를 받고 "네, 알겠습니다"라고 답하고 전화를 끊었다. 내가 생각해도 신기할 정도로 담담하게 대답해놓고는 갑자기 심장이 마구 뛰기 시작했다. 넋 나간 사람처럼 서 있다가 주섬주섬 벗어둔 외투를 다시 챙겨 입고 병원으로 향했다.

혈액검사 결과를 기다리는 3일 동안 출근도 못 하고 끼니를 제대로 넘기지도 못했다.

내가 대학교 2학년이 되던 해에 아버지가 돌아가신 터라 가장의 존재가 얼마나 중요한지 누구보다도 잘 알던 나였다. 이제 막 사춘기에 접어든 딸아이는, 나 하나만 바라보고 사는 아내는 어떡하나…. 나를 따라나서기 위해 옷가지를 집어드는 아내를 바라보다 나도 모르게 눈물이 흘렀다.

환자복으로 갈아입고 배정받은 병상에 앉아 있자니 차츰 현실감이 돌아왔다. 딸아이가 받을 충격이 걱정돼 당분간은 비밀로 하기로 하고 응급실 침대에 몸을 뉘었다.

병원 공기에
익숙해지다

위급상황을 알리는 각종 기계의 알람 소리, 심폐소생술, 말 그대로 신속한 치료가 필요한 환자들…. 병문안을 제외하고는 난생처음 들어와 본 응급실은 일반병실과는 사뭇 달랐다. 집에서 2차 혈액검사 결과가 나오기까지 사흘간 먹지도 자지도 못해 탈진상태에 있던 나는 링거를 꽂자마자 곧 잠이 들었다. 다음 날 아침 눈을 뜨니 아내가 병상에 상체를 기대고 잠들어 있었다. 미안했다. 내가 무슨 말을 해줄 수

미안했다. 내가 무슨 말을 해줄 수 있을 것인가.
잠든 아내의 머리카락을 어루만지며
나는 그저 수없이 미안하다는 말만 되뇌었다.

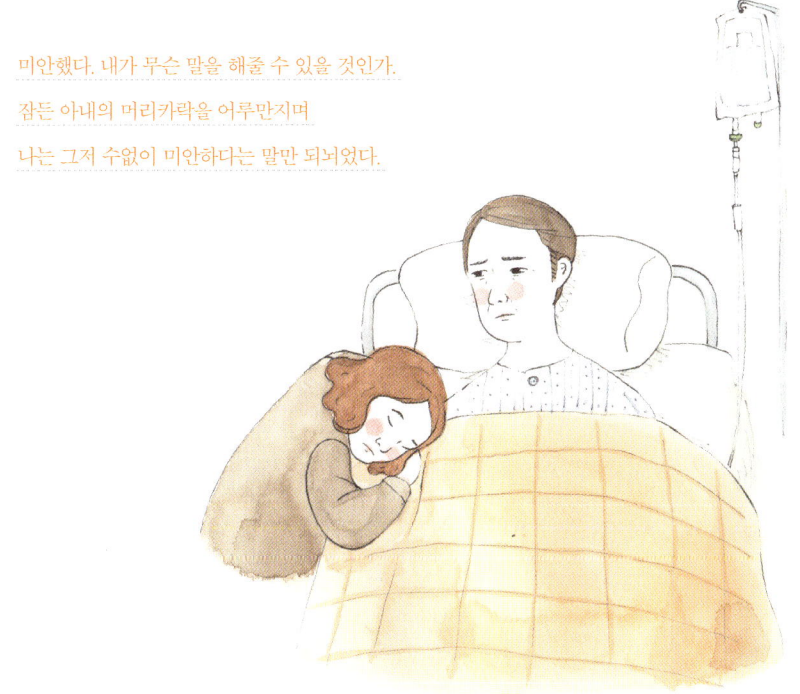

있을 것인가. 잠든 아내의 머리카락을 어루만지며 나는 그저 수없이 미안하다는 말만 되뇌었다.

다음날 오전, 나는 만성골수성백혈병 확진을 받았다.

며칠 후, 진료실 앞에서 대기하고 있다가 며칠 전 응급실에서 보았던 환우를 다시 만났다. 그분도 나를 기억하는지, 서글서글한 웃음을 지으며 다가와 곁에 앉는다.

본인도 몇 년 전에 고스란히 겪었던 일이어서 어떤 심정일지, 앞으로 어떤 고통을 이겨내야 할지 짐작이 간다고 했다. 생판 남이었지만 이상하게 위로가 됐다. 내 손을 꼭 잡은 채로 발병 이후의 주의사항은 물론 아내를 향한 위로까지 전해준 고마운 분을 배웅하고 진료실로 들어갔다. 의사 선생님을 만나니 "우선 백혈구 수치와 혈소판 수치를 떨어뜨린 다음 치료제를 써야 부작용이 적다"며 항암제를 처방해주셨다. 약을 먹기 시작한 지 2주가 지나자 두드러기 등의 부작용이 나타나기 시작했다. 가려움을 참기 어려워도 절대 긁지 말라는 교수님의 충고를 이미 들은 지라, 손바닥으로 비벼가며 참아낼 수밖에 없었다. 끝내는 피부과 약까지 처방받아 두 종류의 약을 함께 복용하며 초기 부작용과 싸워나갔다.

한 달 만에 본격적인 표적항암제 치료에 들어갔다. 만성골수성백혈병 치료제를 복용한 지 2주 만에 혈소판 수치가 정상 수치보다 낮은 2만 정도로 떨어졌다. 복용 초기에 흔히 나타날 수 있는 현상이니 걱정할 필요가 없긴 하지만 당분간 약을 끊는 게 좋단다. 병이 악화되면 어쩌지? 약을 끊으면 내성이 생기지 않을까? 아내의 걱정이 이만저만이 아니었다.

진료실을 나서니 며칠 전에 만난 환우가 반갑게 인사를 건넨다. 아침

바람이 꽤 쌀쌀한데 좀 더 따습게 입고 나오지 그랬느냐며 내 어깨를 어루만지는 손길이 이산가족 상봉 뺨치게 절절하다. 투약을 중단하고 혈소판 수혈을 할 거라는 나의 말에, 대뜸 가방에서 헌혈증 열 장을 꺼내 내 손에 쥐여주는 통에 손사래까지 치며 거절하느라 혼이 났다.

"뭐 별 건 아니어도 갖고 있으면 그렇게 든든할 수 없더라고요. 허허. 그럴 일은 없어야겠지만 위급한 일이 생겼을 때 도움이 됐으면 좋겠습니다."

기어이 내 양복 주머니에 헌혈증을 쑤셔 넣고 "걱정 말고 수혈 잘 받고 오라"며 어깨를 두드려주는 그분 덕에 가슴이 뻐근해졌다. 알고 보면 참 살만한 세상이라는 생각을, 죽음과 맞서 싸우는 지금에야 하고 있다는 게 참 아이러니했다.

아빠,
어디 가?

발병 3년 6개월 후, 기다리고 기다리던 완전유전자반응에 도달했다. 하지만 항암제 부작용과 지루한 싸움을 계속하던 어느 날 구토와 설사, 고열로 인해 회사에서 조퇴하고 응급실에 또다시 입원했다. 각종 검사를 다 하고 나니, 장염이었다. 응급실에서 잔뜩 불안에 떨고 있는 나에게 "백혈병도 다 나았는데 왜 사소한 걸로 자꾸 아프고 그래요?"라는 농을 건네는 교수님 덕분에 겨우 긴장이 풀렸다.

병원으로 나설 때마다 '애교 종합선물세트'로 힘을 실어주던 딸아이는 어느덧 고3 수험생이 되었다. 멋진 PD가 돼 딸자식 키운 보람 안겨주겠다며 열심히 공부하는 아이에게 나 또한 힘을 주는 아빠이고 싶다. "발병하고 나서 '딸바보'의 새 역사를 쓰고 있다"는 아내의 놀림도 그저 감사하기만 하다. 지치고 힘들 때마다 곁에서 용기를 북돋워 주는 아빠가 되기 위해, 나는 계속해서 굽히지 않고 병을 이겨낼 것이다.

어느덧 투병생활도 5년이 흘렀다. 직장생활을 하는 나는 매일 12시 10분이 되면 표적항암제를 먹어 왔다. 회의시간이 길어져 점심시간을 넘기게 되면 약 복용 시간을 지키지 못할까 봐 걱정이 밀려들었다. 미팅을 가거나 여행을 가더라도 약 먹는 시간이 나의 일정을 지배하곤 했다. 평일, 주말에 상관없이 낮 12시 10분에 약 먹는 것을 엄수하고자 노력했다.

그러한 노력의 덕분일까? 6개월 단위의 유전자 검사에서도 쭉 완전유전자반응을 유지하고 있다. 2년째가 되면서 약 복용 중단도 검토 중이다. 백혈병 덕분에 많은 것이 달라졌다. 바쁜 회사 일에 허덕이느라 정작 중요한 것들을 잊고 살았지만, 이제는 안다. 더 크고 멋진 집보다 딸아이의 고장 난 자전거에서 바퀴 두 개를 떼어낼 때 더 큰 행복을 느꼈다는 사실을 말이다.

알다시피 세상은 결코 녹록지 않다. 누구나 살면서 한두 번은 감당하기 어려운 시련과 맞닥뜨릴 테고, 온 힘을 다했는데도 번번이 좌절하기 일쑤고 말이다. 그럴 땐 나를 똑 닮은 환우의 말을 떠올리며 다음 한 수를 노려볼 테다. 나는 '건강한' 딸 바보다!

내 나이 마흔아홉, 암은 사랑이었다

김현주

꽃이 지고 나면
잎이 보이듯이

꽃이 지고 나면 잎이 보이듯이 꽃이 진다고 슬퍼 마라.
꽃이 지고 나면 그 후엔 더 싱그러운 잎이 돋아 날 것이라는 것을.

오늘도 이혜인 수녀님의 시 〈꽃이 지고 나면 잎이 보이듯이〉를 몇 번이고 되뇌어본다.

몇 차례의 시련을 딛고 세상에 나온 나를 두고 지인들은 '글라디올러스'라는 별명을 붙여줬다. 하나의 줄기에 여러 송이의 꽃이 피는 것이 닮았고, 한 번에 지는 꽃이 아니라는 게 또 닮았단다. 시들고 졌다고 해서 함부로 버릴 수 없는 꽃 글라디올러스처럼, 쉰 나이를 목전에 둔 나는 분연히 일어서는 중이다.

엄마의 부재

2012년 6월, 직장에서 건강검진을 받던 중 종합병원으로 가보라는 통보를 받았다. 유방암이 의심된다고 했다. 조직검사 결과 나는 유방암 2기 판정을 받았다. 수녀원 사무국에서 일하는 나는 가톨릭의과대학병원에 입원해 수술을 받을 예정이었다. 수술 전날, 병원 1층에 있는 성당 앞 모자상 아래 무릎 꿇고 남편과 함께 기도했다.

'성모님, 아기 예수님, 제발 무사히 수술이 끝나게 해주세요….'

금식 후 입원실에서 차분히 내일이 오기를 기다리고 있는데 인터폰으로 호출이 왔다. 보호자와 함께 유방센터로 오란다. 간단한 수술이라더니, 뭔가 잘못되었구나! 불길한 생각이 스쳐온다. 떨리는 마음을 애써 감추고 유방센터에 가니, 혈액검사 결과 정상인보다 15배나 많은 백혈구 수치 때문에 만성골수성백혈병이 의심된다며 혈액내과와 상의해 향후 치료방향을 결정하라고 했다.

'한 가지 암도 힘든데, 백혈병이라니!'

대전에 살고 있는 친지의 아들이 10년째 백혈병으로 투병 중이고, 큰아들의 고등학교 친구가 백혈병 진단 1개월 만에 세상을 떠나기도 했었다. 발병 확률이 몇 만분의 일이라는 불행이 왜 하필 나에게 찾아온 걸까. 노인전문요양원 사회복지사로 7년간 봉사해왔고 지금은 수녀원 사무국에서 열심히 봉사하고 있는데, 왜 하필이면 나에게 이런 엄청난 일이 일어날 수 있을까?

모든 보호자가 마찬가지겠지만 차라리 남자가 아프거나 잘못되면 여자는, 아니 엄마는 생활은 어렵겠지만 가정을 지키고 꾸려가게 마련이다. 그런데 엄마가 아프면 가정도, 사회생활도 정상적으로 유지할 수가 없다. 수험생 아들의 뒷바라지는 더욱더 자신이 없었다.

결국 수술은 보류되고 혈액내과로 전과되어 골수검사 등 필요한 검사를 했다. 그리고 나는 만성골수성백혈병 진단을 받았다.

한 가지 암도 힘든데, 백혈병이라니!

● 당장 유방암 수술이 급선무였다. 응급처치로 2주일간 백혈구 수치를 떨어뜨린 다음, 7월 18일 4시간에 걸쳐 유방암 수술을 했다.

7월 20일 퇴원해 8월 초순에 1차 항암치료에 들어갔다. 입원과 퇴원을 반복하면서 많이 지쳤지만 마음만은 항상 즐겁게 가지려고 노력했다. 일주일에 두 번 혈액검사를 하고 백혈구 수치가 떨어지면 주사액으로 수치를 올렸다. 수치가 많이 올라가면 약을 복용해 다시 내리는 치료를 거듭했다. 9월 초 2차 항암치료를 받고부터는 발가락부터 손가락 마디마디까지 부서지는 듯한 통증과 헛구역질이 나를 괴롭혔다.

항암치료 때마다 군대에 간 큰아들이 3박 4일의 휴가를 나와 곁에 있어줘 큰 힘이 됐다. 수능을 앞둔 고3 작은아들에게는 평생을 두고 죄인이 됐다. 수시 원서를 쓰는 아들에게 별 도움이 되어 주지 못하고 그저 지켜볼 수밖에 없었다.

10월 15일 힘겨웠던 4차 유방암 항암치료가 끝나자마자, 몸을 온전히 추스를 새도 없이 백혈병 치료에 들어갔다. 11월부터 표적항암제를 복용하며 약물치료를 시작했다. 시간이 지날수록 온몸에 부종이 나타나더니 발진까지 생겨 참을 수 없을 정도로 가려웠다. 밤이 되면 더 심했다. 복용 환자의 3%에 해당하는 정도로 심한 부작용이란다. 왜 늘 시련은 나를 비껴가지 않는 걸까? 그래도 주치의 선생님께서 이미 상세히 알려주신 까닭에 두렵지는 않았다.

이듬해 2월부터는 먹는 약을 하루 세 알로 줄였지만 부종, 피부 발진과 가려움증은 호전되지 않아 항암제 복용을 잠시 중단했다. 이뇨제를 먹고 피부 연고를 바르며 다시 백혈병에 맞서 싸울 준비를 했다. 항암제 복용 중단으로 부작용이 호전된 후, 다른 항암제로 치료를 바꾸고 난 후 초기에 근육통증과 더불어 얼굴이 붉어지고 좁쌀 같은 피부발진이 생기기도 했다.

오전 7시에 아침을 먹고 2시간 후 약을 먹어야 했던 나는 식사 후 2시간 동안에는 기름진 음식을 먹어서는 안 되었다. 그런데 직장생활을 하다 보니 동료들이 간식을 같이 먹자고 하거나 음식을 나눠주곤 할 때가 자주

'한 가지 암도 힘든데, 백혈병이라니!'

모든 보호자가 마찬가지겠지만
차라리 남자가 아프거나 잘못되면 여자는, 아니 엄마는
생활은 어렵겠지만 가정을 지키고 꾸려가게 마련이다.

그런데 엄마가 아프면 가정도, 사회생활도
정상적으로 유지할 수가 없다.
수험생 아들의 뒷바라지는 더욱더 자신이 없었다.

있었는데 어쩔 수 없이 성의를 거절할 수밖에 없었다. 나는 표적항암제가 존재한다는 자체에 감사하며 매일 약 먹는 시간과 규칙을 엄수했다.

  항암제를 바꾼 지 3개월이 지난 지금은 많이 호전되어 일상 생활하는 데 불편하지 않다. 치료 시작 6개월 만에 주요유전자반응을 얻었고, 백혈구, 혈소판, 호중구 수치는 정상으로 호전되었으며, 특히 필라델피아염색체가 모두 사라졌다는 모처럼만에 기분 좋은 말을 들었다. 이제는 치료만 잘 받으면 옛날로 돌아갈 수 있다는 생각에 가슴이 벅차오른다.

  불행 중 천만다행으로 다시 찾은 나의 삶. 뒷바라지 하나 못 해준 엄마의 미안함을 알았는지 두 아들은 더욱 성실히 자신의 길을 가고 있다. 고3이었던 작은아들은 수능시험 수리, 과학탐구 영역에서 만점을 받아 4년간 학비 전액면제 국가장학생으로 카이스트와 고려대학교에 모두 합격하는 효도를 했고, 큰아들은 무사히 전역해 복학했다.

한 가지 암도 아니고 유방암과 백혈병 두 가지 병을 안고 어떻게 살아가나 앞이 캄캄했지만, 수녀원에서 많은 배려를 해주어 얼마 전부터는 다시 출근하기 시작했다.

그동안 '감사'라는 말을 잊고 살았다. 찬란한 햇살, 푸른 하늘, 맑은 공기 등 나를 둘러싼 모든 것들에 감사드린다. 헌혈증 모으기에 동참해준 대학 동기들, 특히 전경들로부터 수십 장의 헌혈증을 모아 병원까지 찾아온 후배 이양열 양천경찰서 기동대 중대장에게도 깊은 감사를 드린다. 밤잠을 설치며 2시간 간격으로 안마와 지압을 해주고, 새벽 5시면 어김없이 일어나 모든 음식물을 살균처리하며 지극정성으로 보살펴준 나의 사랑하는 남편에게 가슴 깊은 곳에서 우러나오는 감사를 전한다.

우리가 사랑할 수 있는 시간은 너무나 짧다.

내 나이 마흔아홉, 암은 사랑이었다.

군 생활의 꽃

이태훈

아주 특별한 연말연시

어릴 때 학교에서 장래희망을 써오라면 늘 군인이라고 적어냈으니, 어찌 보면 꿈 하나는 이룬 셈이다. 2011년 12월 27일, 스무 살에 나는 군인이 되었다. 대한민국의 사나이라면 누구나 하나쯤 간직해왔을 군대의 로망이 이렇게 예측불가능한 전개로 얼룩질 줄 미처 몰랐다.

드디어 '군 생활의 꽃'이라 불리는 상병이 되었을 때다. 상병이 되면 으레 군 병원에서 신체검사를 하는데, 혈액검사 결과 문제가 있다는 소견이 나왔다. 그때까지만 해도 대수롭지 않게 여겼다. 내 앞에서 신체검사를 받은 선임들 중에서도 이상 소견이 나온 사람이 꽤 많았고, 재검 결과 정상 판정을 받고 부대로 복귀했으니 말이다.

재검사를 받기로 한 날은 2012년 12월 31일이었다. 연말이어서 다들 훈련이며 업무를 일찍 끝내고 한 해의 마지막 날을 경건히 즐기려는 분위기였다. 내심 나도 군 병원까지 가는 게 귀찮은 마음이 들어 슬쩍 미루려던 차였다. 군인이 아니었다면 지금쯤 사랑하는 사람들과 송년회도 하고 넘쳐나는 연말연시 이벤트를 즐기며 청춘을 불태우고 있었을 텐데, 기껏해야 선임이 챙겨준 초코파이 하나에 가슴 설레고 있다는 게 왠지 쓸쓸하기도 했다.

한 살 더 먹는 기념으로 모처럼 부모님께 편지나 쓰려고 주섬주섬 필기구를 챙기고 있는데, 주임원사가 "물리치료 받으러 가는 길에 태워주겠다"며 같이 병원에 가자고 하신다. 편히 다녀올 수 있겠다는 생각에 군소리 없이 주임원사를 따라 병원으로 향했다. 그래, 지긋지긋한 내무반보다는 병원이 좀 더 특별하겠구나. 부대를 빠져나와 거리를 오가는 사람들의 상기된 표정을 구경하고 있자니 비로소 연말이라는 게 실감이 났다.

채혈 후 결과가 나왔는데 여전히 이상하다고 한다. 나도 모르게 '의무병들의 실력이 부족한 게 아닐까?' 하는 의심이 들었다. 군 병원의 의료장비도 못내 미심쩍었다. 왜냐하면 나는 어느 한 군데도 아픈 곳이 없었기 때문이다. 그런데 재차 채혈한 결과도 똑같았다. 혈소판과 백혈구 수치가 정상이 아니라며 내과 군의관 진료를 받아보라는 말을 듣고서야 뭔가 이상하게 돌아가고 있다는 생각이 들었다. 한참 후 나의 혈액검사 결과를 확인한 군의관이 함께 온 간부를 모셔오란다. 나와 주임원사를 나란히 앉힌 군의관은 "현재 상태로 봐서는 골수증식성 질환이거나 최악의 경우 백혈병일 수도 있다"며 당장 후송 처리를 부탁한다고 했다.

'백혈병이라니, 내가? 드라마 속 비운의 주인공이 사랑하는 사람을 두고 세상을 떠나곤 했던 그 병?'

후송을 위해 기계적으로 몸을 움직이면서도 좀처럼 실감이 나지 않았다. 입원을 앞두고 필요한 물품을 챙기러 부대로 돌아가는 차 안. 내가 충격받았을까 걱정됐는지 주임원사가 "설마 죽기야 하겠냐, 걱정 마라!"라며 농담을 건넸다. 그런데 그 말을 듣는 순간 '어쩌면 내가 죽을 수도 있겠구나!'라는 생각이 비로소 들었다.

국군병원에 후송되다

부대로 돌아오니 점심시간이었다. 짬내 폴폴 나는 부대원들과 삼삼오오 열을 지어 밥을 먹으러 갔다. "병원 잘 다녀왔냐? 별일 아니지?", "이따 운동이나 같이 하자!", "오늘은 연말이니까 저녁에 TV 시청하게 해주지 않을까?" 등등 평소와 다름없는 소소한 대화가 오갔다. 아무 말 없이 꾸역꾸역 밥을 먹고 생활관으로 돌아와 부대원들에게 "골수검사를 위해 병원에서 바로 입원하라고 해 짐 챙기는 대로 후송될 것 같다"고 털어놓았다.

다들 당황하는 기색이 역력했다. 건강한 이태훈 상병이 난데없이 입원이라니? 왜 갑자기 골수검사를 하느냐는 동기의 질문에 "글쎄, 백혈병이 의심된다던데…"라고 답하자 일순간 정적이 흘렀다. 지금 와서 부대원들의 표정을 돌이켜 보면 실소를 금할 수 없다. 다들 처음 '백혈병'이라는 단어를 들었을 당시의 나와 같은 심정이었으리라. 전우들에게 걱정만 한 가득 안겨주고 나는 국군부산병원에 입원했다.

화상 환자, 신경계 환자, 비뇨기과 환자, 정형외과 환자 등등 한눈에 보기에도 많이 아파 보이는 병사들이 국군병원을 가득 메우고 있었다. 그런데 나는 내가 어디가 아픈지도 모르는 환자였다. 바로 어제까지만 해도 연병장을 힘차게 뛰어다니고 헬스장에서 운동도 하던 내가 정말 입원이란 걸 해야 하나? 설마 진짜 백혈병은 아니겠지? 오만가지 잡념이 뒤얽힌 채로 2012년의 마지막 날을 국군병원에서 보냈다.

새해가 밝고도 이틀이 더 병원에서 하릴없이 지나갔고, 그동안 나는 며칠 전 쓰려다 말았던 편지를 완성했다. 이등병 때까지만 해도 한 달에 한 번은 꼬박꼬박 부모님께 편지도 부치고 전화도 자주 드렸지만, 어느 정도 '짬밥'이 생기고 나서는 통 연락을 못 드렸던 차였다. 얼굴 마주하고는 차마 쑥스러워 전하지 못했을 애정고백이 종이 위에 자음 모음을 섞어 나열하니 그리 어렵지 않았다. 편지 끄트머리에 먹고 싶은 음식 리스트도 빠뜨리지 않고 적었으니, 다음 휴가 땐 어머니의 정성이 담뿍 담긴 그리운 집 반찬을 실컷 먹을 수 있겠지? 무뚝뚝한 아들이 모처럼 효도 한 번 했다는 만족감에 심취해 2013년의 첫 이틀은 매우 평화롭게 흘러갔다.

1월 3일 인근 대학병원으로 가 골수검사를 했다. 피가 많이 흘러 시트를 다 적시는 동안 불현듯 '죽음이 먼 나라 얘기가 아닐 수도 있겠다'는

어쩌면 길고도 혹독한 싸움이 될지도 모르지만,
덕분에 한층 강인한 군인 정신으로 거듭난 나는
백혈병이라는 적과 평생 기꺼이 멋진 전투를 벌일 것이다.

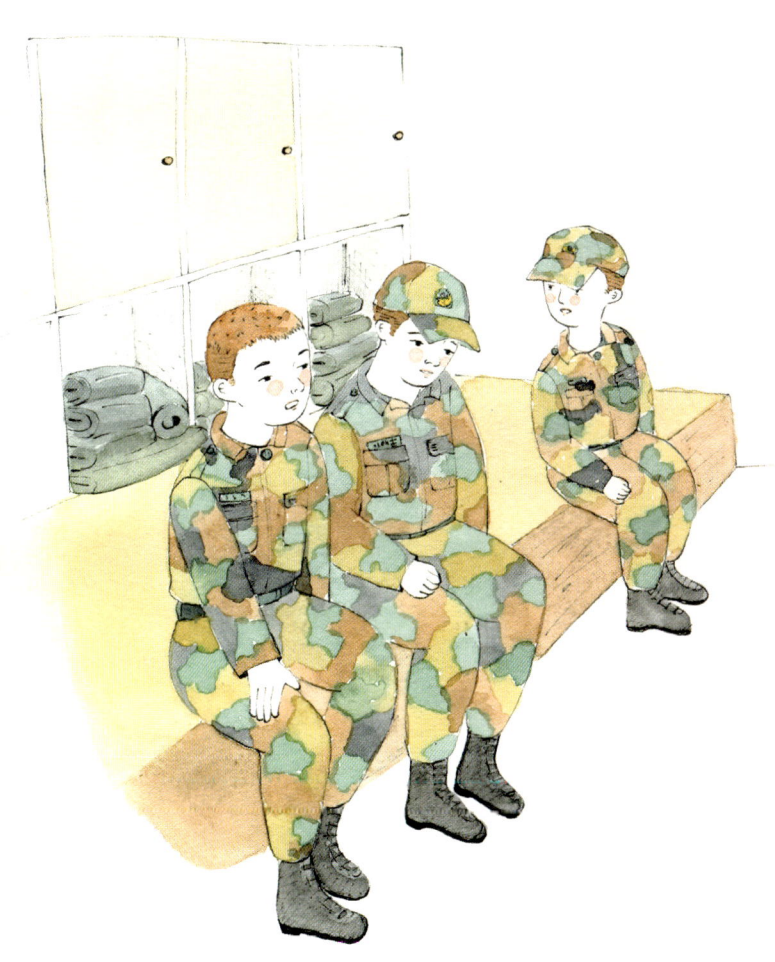

생각이 들었다. 예감은 적중해 일주일 뒤 병원에 찾아온 부모님으로부터 나의 병명이 백혈병이라는 믿기 어려운 말을 들었다. 입원해 있는 동안 내 병과 치료제에 관해 알아보고 또 알아봤다. 관련 서적을 구해와 수능시험 치를 때보다 더 열심히 공부했다. 이 책이 10년 전에 발간된 것이니만큼, 지금은 더 좋은 치료법이 나왔을 거라는 희망도 놓지 않았다. 매스컴마다 '하루가 다르게 의술이 발전하고 있다'고 떠들지 않았던가. 아직 하고 싶은 일이 너무나 많으니 제발 살려달라고 빌고 또 빌었다.

새로운 전투

군대 일도 마무리 지어야 해서, 1월 말까지 대학병원에서 지냈다. 하루라도 빨리 서울의 큰 병원으로 옮기자는 부모님을 설득하는 것도 큰일이었다. 공연히 돈 들이고 고생해가며 상경하는 대신 여기서 이겨내겠다고 고집을 부렸다. 주치의도 동의했으니 이제 약만 잘 선택해 꾸준히 복용하면 될 일이었다. 경제적인 혜택도 있고 해서 임상시험 중인 약을 다음 날 아침 9시부터 복용하기로 했다. 그런데 동틀 무렵 누가 흔들어 깨우는 게 느껴졌다. 눈을 뜨니 어머니가 새벽같이 병원으로 달려와 계셨다. 돌아가신 외할머니가 꿈에 나와 울고 계셨다며, 아무래도 영 불길하니 지금이라도 당장 서울 큰 병원으로 가자신다. 부모님 더 걱정시키지 말고 서울로 향하기로 했다.

문제는 군인 신분인 터라 병원 옮기는 절차가 무척 복잡하다는 것이었다. 부산 군병원에서 하루 입원했다가 서울의 군병원에 입원해 하루를 더 보내야만 이튿날부터 민간병원으로 갈 수 있단다. 하필 주말까지 끼여 허송세월하는 시간이 더 늘게 됐다. 한시가 급한 나로서는 정말이지 답답한 노릇이었다. 겨우겨우 2월 초 서울의 한 대학병원에서 골수검사를 받고 만성골수성백혈병 확진을 받았다.

치료 초기에 항암제의 부작용은 생각보다도 훨씬 견디기 어려웠다. 진통제 두 알씩 하루 세 번을 먹어도 두통은 꿋꿋했고, 도통 멈추지 않는 설사와 구토로 자다가 베개를 적신 날이 태반이었다. 그 맛있던 초코파이가 써서 뱉을 만큼 입맛도 돌변했다. 어딘지도 모를 몸속 깊은 곳에서 울리는 뼈의 통증은 차라리 '죽고 싶다'는 말이 어울릴 만큼 무겁게 나를 짓눌렀다. 내 몸은 하루하루 병들어가는데, 나 스스로 아무것도 할 수 없다는 게 기가 막혔다. 원래 군대는 희망을 주기보다 뺏어가는 공간이라는 누군가의 말이 가슴에 그대로 꽂혔다.

항암제를 복용한 지도 어느덧 다섯 달이 흘렀다. 다행스럽게도 약의 부작용은 점차 사라져갔다. 나는 그 어느 때보다 잘살고 있다. 바쁜 걸음을 멈추고 오늘도 뜨겁게 뛰는 심장을 확인하며 의병 제대를 했지만 다시 한 번 전투화 끈을 단단히 맨 참이다. 긴장을 늦출 수 없는 백혈병 치료 과정을 감안하면 지난 연말 친구들과 거국적으로 모의한 휴가 계획은 당분간 유보가 불가피할지도 모른다. 달라질 것은 없다. 어쩌면 길고도 혹독한 싸움이 될지도 모르지만, 덕분에 한층 강인한 군인 정신으로 거듭난 나는 백혈병이라는 적과 평생 기꺼이 멋진 전투를 벌일 것이다.

할머니가 간다!

장옥분

67년 세월이 쉬어가는 입원실

세월은 눈 깜짝할 사이에 흘러간다. 정신 차려보니 예순일곱의 할머니가 된 나는 내 또래 다른 노인들보다 더 많은 병치레에 시달려야 했다. 나이 들면 몸도 하나둘 고장 나기 시작하는 법이지만, 어쩌면 나는 이렇게나 곳곳이 망가진 고물 같은지 늙어가며 앓기 시작한 병이 열 가지는 족히 넘는 것 같았다.

2008년 초 오른쪽 갑상샘에 5mm 암으로 보이는 결절이 있으니 수술해야 한다는 진단을 받았다. "갑상샘암은 생존율이 높으니 걱정하지 않아도 된다"는 남편의 말에 겨우 안정을 되찾고 수술에 필요한 여러 가지 검사를 했다. 초여름이 되어 암 절제 수술을 받았다.

나중에 들은 이야기이지만, 수술이 끝난 뒤 의료진이 남편에게 떼어낸 암 덩어리를 보여줬다고 했다. 나로서는 이야기를 전해 듣는 것만으로도 끔찍한 일이었지만, 남편은 "우리 앞의 장애물이 눈앞에서 확실히 제거되는 걸 보니 그렇게 후련할 수 없더라!"며 미소를 머금었다. 남편이 웃는 걸 보니 마음이 더욱 편해졌다. 일주일가량 입원해 있다가 평생 복용해야 한다는 갑상선 약을 처방받고 퇴원했다. 약을 먹으며 방사선 치료도 해야 했다. 깊어진 가을의 어느 날, 나는 동위원소 치료를 위해 병원에 입원해 사흘 남짓 독방에서 나 자신과의 싸움에서 잘 버티고 나왔다.

병원에서 나가도 다른 사람과는 절대로 접촉하지 말라는 의사 선생님의 말씀에, 내 삶의 낙인 예쁜 손주들도 열흘 넘게 못 만났다. 이 순간도 곧 지나가겠지…. 병원에 들어갈 때 입고 간 옷을 버리고, 안 좋은 기운들도 모두 끌어모아 옷가지와 함께 던져버리고, 나는 새로운 출발을 다짐했다. 고통스러운 시간을 잘 이겨낸 나 자신에게 격려도 잊지 않았다.

하나둘 고장 나기 시작하는 나이

3년 정도 흘렀을까. 팔다리에 이유 없이 멍이 들기 시작했다. 감기 때문에 집 근처 내과에 간 김에 의사 선생님께 여쭤보니 "관절약을 복용하면 그럴 수도 있다"고 했다. 자라 보고 놀란 가슴

솥뚜껑 보고 놀란다더니, 다행이다 싶었다.

이듬해 여름엔 양쪽 무릎이 참기 어려울 정도로 아파왔다. 그동안의 병치레 간호에 고생한 가족들에게 아프다는 말을 꺼내는 것도 미안했다. 버티고 버티다 관절수술을 할 작정으로 병원에 갔다. 이미 갑상샘암을 앓은 전적이 있는지라 혈액검사를 비롯해 다양한 추가검사를 해야 했다. 입원하기로 한 날 병원에 가니 혈소판 수치가 93,000으로 나와, 지혈이 안 돼 위험하니 수술하기 어렵다고 한다. 혈액내과에서 다시 검사했더니 긴급 입원이 필요한 상태란다.

입원하고 나서 이튿날 회진을 돌던 교수님께서 남편에게 "골수검사를 해야 한다"고 말하는 걸 들었다.

'무슨 큰 병에 또 걸렸구나!'

환갑을 훌쩍 넘긴 나이에도 아이처럼 마냥 두려워진다. 난생처음 받아보는 골수검사가 어찌나 겁이 나던지, 마취 후 주삿바늘을 찌르는데 생각보다 너무 아파 할머니 체통도 잊고 소리까지 질렀다.

2주일 뒤 다시 찾은 병원에서 주치의 선생님은 만성골수성백혈병이라는 진단을 내렸다. 마음이 참으로 착잡했다. 며칠 뒤 혈소판 수치 1,265,000, 혈색소 13.7, 백혈구 수치 16,610, 유전자 수치 44.75%, 필라델피아염색체 100%라는 현재 나의 상황을 상세히 보여주신 교수님께서 백혈구 수치를 떨어뜨리는 표적항암제를 복용하자고 하신다. 약을 열심히 먹으면서도 '앞으로 이 병을 어떻게 헤쳐나가야 하나?'라는 생각이 밀려왔다. 일주일 뒤 다시 찾은 병원에서 주치의 선생님은 표적항암제 400mg을 처방해주셨다. 시간과 용량을 정확히 지키라는 말씀에 남편이 먼저 고개를 끄덕인다.

그리고 드디어 시작된 부작용…. 심한 구토와 함께 발진, 부종, 설사로 정신을 차릴 수가 없을 지경이었다. 지병인 관절통이 더욱 심해지면서, 여태까지의 고통과는 차원이 다른 이 엄청난 고통을 앞으로 언제까지 어떻게 이겨낼 수 있을까 덜컥 겁이 났다.

그러다가도 반짝이는 눈망울로 다가와 "할머니, 놀아주세요~"라고 조르는 일곱 살, 네 살 손주들의 청을 들을 때면 없던 힘도 샘솟는다. 내 자식 키울 때는 사는 게 바빠 못 느꼈던 기쁨을 손주들에게선 느낄 수 있는 것 같다. 나와 내 자식을 똑 닮은 이 어여쁜 아이들이 제 짝 만날 때까지는 살아있어야지 하는 생각으로 하루하루 힘을 냈다.

잊지 못할 크리스마스 선물

코끝을 스치는 공기에서 알싸한 겨울 냄새가 난다. 식어가는 몸과 마음을 녹여줄 온기가 절로 그리워지는 계절, 겨울이야말로 사랑하는 이에게 마음을 전할 최적의 시기가 아닐까. 시끌벅적 담소를 나누며 어린이집에서 배운 캐럴 공연의 시동을 거는 손주들의 모습이 마치 잘 짜인 뮤지컬 안무같이 경쾌하다.

계속되는 항암제의 부작용으로 온몸이 지쳐가던 어느 날. 결코 적지 않은 내 나이의 무게와 나로 인한 가족의 불편을 걱정하느라 또 한 번 무너질 뻔했지만, 애써 다시 마음을 다잡는다. 오늘도 손주들에게 멋진 할 계속되는 항암제의 부작용으로 온몸이 지쳐가던 어느 날.
결코 적지 않은 내 나이의 무게와 나로 인한 가족의 불편을 걱정하느라
또 한 번 무너질 뻔했지만, 애써 다시 마음을 다잡는다.

오늘도 손주들에게 멋진 할머니의 모습을 보여주겠노라는
다짐과 함께 거울을 보며 웃는 표정을 연습하고,
정해진 시간에 약을 먹고 집을 나섰다.

머니의 모습을 보여주겠노라는 다짐과 함께 거울을 보며 웃는 표정을 연습하고, 골고루 반찬을 챙겨 먹고, 정해진 시간에 약을 먹고 집을 나섰다.

크리스마스 이브에 진료가 잡혀, 뭔가 기분 좋은 일이 생길 것만 같은 예감이 들었다. "다 늙은 할머니가 참 낭만적이기도 하지~"라고 타박 아닌 타박을 하며 남편도 싱긋 웃는다. 남편의 미소를 보니 내 마음도 덩달아 두둥실 떠오른다.

한 시간 뒤, 주치의 선생님은 우리 부부에게 깜짝 놀랄 이야기를 들려주셨다. 남들은 최소한 4년 반 이상을 치료해야 가능한 결과인 백혈병 유전자 양이 '제로 수치'에 도달했다는 것이다. 그야말로 내 생애 최고의 크리스마스 선물이었다.

교수님은 선물 보따리를 끝도 없이 풀어놓았다. 진료 중 "무릎이 부쩍 아파졌다"는 나의 말을 듣고 "나이 드신 분들은 매사에 더 각별히 대처해야 한다"고 하시며 정형외과와 협진해 수술할 수 있도록 도와주셨다. 두 달이 지나 오른쪽 무릎의 인공관절 수술은 무사히 끝이 났다. 다음날 교수님께서 "보조기 잡고 한 번 걸어보세요!"라고 하셔서 아픔을 참고 걸어보았더니 수술이 잘되었다고 하신다. 일주일 뒤 왼쪽 무릎 수술까지 성공적으로 마치고 집으로 돌아오니 남편이 "백혈병 염색체와 유전자 수치가 모두 0을 기록했다"는 기쁜 소식을 들려주셨다. 머지않아 약을 먹지 않아도 되는 희망이 생긴 것이다. 새로운 인생이 펼쳐지는 기분이었다.

걸음마를 연습하는 아이처럼, 나는 아직 온전하지 못한 무릎을 어르고 달래며 매일 조금씩 더 산책하는 연습을 하고 있다. 예전과 비할 바 없이 즐거운 마음으로 약도 꾸준히 먹고 있다. 이 나이에 공부도 시작했다. 책 읽는 할머니를 보며 자연스럽게 손주들도 공부와 친해져 누가 뭐라고 하지 않아도 할머니 옆에 앉아 스스로 동화책을 펴고 책을 읽는다.

더 좋은 할머니가 되기 위해 노력하면서 소박하지만 꿈은 더 많이 생겼다. 의연하게 내 병과 동행하는 꿈, 손주들에게 좋은 선생님이 되는 꿈, 따뜻한 엄마가 되는 꿈, 현명한 아내가 되는 꿈, 더 겸손한 자세로 원칙을 지키며 사는 꿈…. 앞만 보고 달려갈 때는 보이지 않던 꿈들을 소중히 보듬으며, 앞으로 이 유별난 할미니의 가족 사랑이 더 깊어질 모양이다.

뜻밖의 선물

김숙영

소문난 공주들

강남역 지하상가는 수많은 인파 탓에 에어컨도 소용이 없다. 번잡한 상가로 들어서며 우리 일행은 서로를 잃어버리지 않게 단단히 챙긴다. 저마다 손에 생과일주스 하나씩이 들려 있다. 여럿이 하는 쇼핑에선 천천히 동선을 함께하며 목적지를 하나씩 찾아가는 것이 최선이다.

진열대에 걸린 민트색 원피스에 눈이 갔다. 치마 끝을 만지작거리는 것만으로도 주인은 어서 입어보라며 나를 탈의실 커튼 안으로 밀어 넣는

다. 잠시 후 원피스를 입고 나오자 일행들은 환호하며 나를 머쓱하게 만든다. 작은 평가회라도 하듯 모두들 한 마디씩 보탠다. 길이가 짧네, 라인이 잘 빠졌네, 재질에 비해 가격이 비싸네, 벨트를 하면 좋을 것 같다는 식이다.

나를 둘러싼 일행들 때문에 옷가게 주인은 한마디 말도 보태지 못하고 멀찌감치 물러서 있다. 주인이 들을세라 은밀히 속삭이는 우리의 결론은 다른 가게에서 가격을 더 비교해보자는 것.

"근데 무슨 사이에요? 동창은 아닌 거 같고 친척도 아닌 거 같은데?"

우리가 서로 '언니, 동생' 하는 걸 들은 상점 주인의 물음이다. 계모임이나 동호회라기엔 우리가 너무 친해 보여서 궁금하단다. 둘셋도 아니고 대여섯 명의 중년 여자들이 우르르 한 몸처럼 움직이며 재잘거리는 건 쉽게 볼 수 있는 풍경이 아니기 때문이다.

"우리 가족 맞아요."

뭐라고 대답해야 하나 구구절절 설명하기 어려운 상황에서 언니 중 하나가 불쑥 말했다. 알쏭달쏭한 표정의 주인을 남겨두고 우리는 건너편 상점으로 우르르 이동한다. 언니의 손을 잡은 내 손에 힘이 들어간다. 함께 가는 다른 언니와 동생들의 얼굴을 보면서 내 얼굴에도 뿌듯한 미소가 피어오르고 있다.

병원에서도 '루 산우회 공주들'로 소문나 있는 우리는 정말 가족이다. 각자 부모는 다르지만 우리는 백혈병이라는 같은 병을 통해, 힘든 암 투병의 여정을 함께 가는 중년에 만난 자매들이다. '피가 물보다 진하다'고 했던가. 그렇다면 같은 형질의 백혈구 피를 가진 우리는 더욱 끈끈하다.

백혈병 진단을 처음 받았을 땐
세상으로부터 떨어져 나왔다는
외로움과 서러움이 들었지만
이 병으로 인해
나는 가족만큼 좋은 자매들을 얻었다.

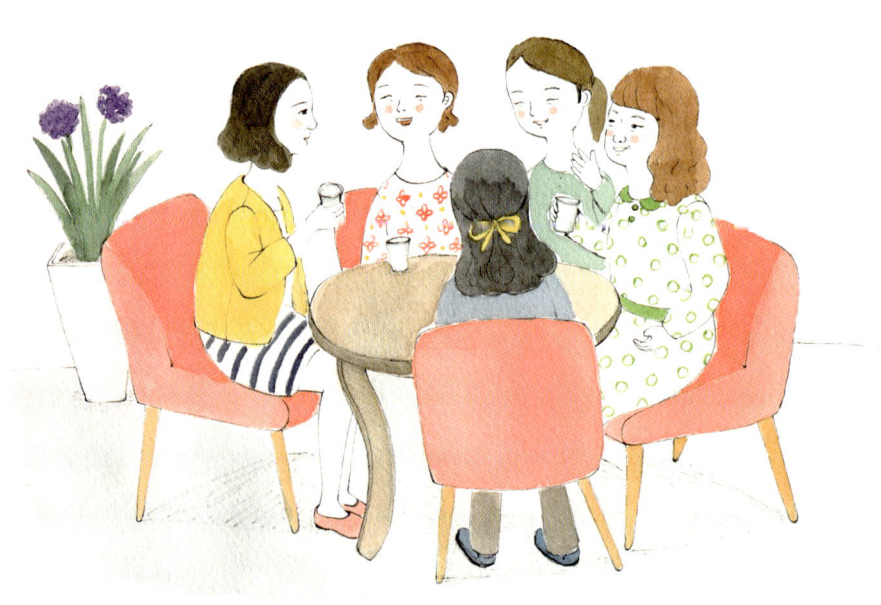

가족이나 남편도 알 수 없는 투병의 고통과 불안 그리고 병이 가져다주는 외로움을 우리는 익히 잘 알고 있다.

혼자만의 겨울

2005년, 그 해 겨울 나는 불면의 밤을 보냈다. 밥맛이 없어지고 불면증이 심해져 수면제가 아니면 잠을 이루지 못하는 날들이 계속되었다. 먹지도 자지도 못하니 몸무게는 계속 줄어들고 있었고 계단을 올라갈 기운도 없는 힘든 나날들이었다.

동네 병원에서 영양제 주사를 맞으며 출근하고 일하기를 반복하고 있었다. 몸에 기운이 하나도 없는데 밤엔 좀처럼 잠에 빠져들지를 못했다. 행여 남편이 깰세라 침대에 꼼짝없이 누워 눈만 감고 있었다. 손만 뻗어도 남편이 있지만 남편은 내 병의 고통 속으로 들어올 수 없었다.

병원에 입원해서 여러 가지 검사와 함께 골수검사를 했다. 그리고 만성골수성백혈병이란 결과를 받아들었다. 함께 온 남편이 내 손을 꼬옥 쥐었다. 남편의 힘센 손아귀 아래서 내 손의 떨림도 멈췄다.

항암제 처방을 받았고 한 달 뒤부터는 다시 출근해서 일할 수 있었다. 다시 예전으로 돌아간 것 같아서 기분이 좋았다. 하지만 약으로 몸이 좋아지는 만큼 다른 반응들도 나타났다. 근육통이 생기고 얼굴이 붓거나 흰머리가 솟아올랐다. 출근길 무수한 사람들 속에서 나는 예전과 같은 생활을 하고 있지만 발병 전과는 확실히 다른 사람이었다. 하지만 살아

있는 것만으로도 감사해야 한다고 생각하며 마음에서 솟아오르는 불평을 꾹꾹 눌러 참아야 했다.

인연

이런 가운데 만난 사람들이 바로 같은 병을 갖고 있는 환우들, '루 산우회' 공주들이다. 이들을 만나면서 나는 백혈병을 다스리는 일상의 생활 방법을 배웠다. 그리고 이건 마치 허리가 25인치인 사람이 30인치의 바지를 입을 수 없는 것과 같다는 걸 깨달았다. 백혈병 진단을 처음 받았을 땐 세상으로부터 떨어져 나왔다는 외로움과 서러움이 들었지만 이 병으로 인해 나는 가족만큼 좋은 자매들을 얻었다.

6주에 한 번씩 병원에 진료받으러 가는 날은 우리 공주 자매들을 만나는 설레는 날이다. 병원 가서 채혈하고 진료 시간 전에 차 마시며 휴게실에서 수다를 떤다. 그런 우리를 보고 다른 사람들은 진료받으러 온 게 아니라 계모임 하러 온 것 같다며 부러운 눈치다.

생각해보면 인생사 새옹지마가 맞다. 처음 아프기 시작했을 땐 이런 날들을 꿈도 꾸지 못했다. 백혈병 진단을 받고 항암제를 받아오면서 내 인생엔 가시밭길만 펼쳐져 있다고 생각했다. 그런데 이렇게 귀한 인연을 백혈병을 통해서 만나게 되다니 인생은 정말 아이러니하다. 있는 힘껏 양팔을 활짝 벌려 모두 안아주고 싶다. 내 안의 병도 또 내가 사랑하는 우리 공주들도 말이다.

지금 우리는 서로의 수호천사가 되어 투병의 이 길을 함께 가고 있다.

부모님과의 행복한 동행

한규철

부모님께 어떻게 말해야 하나

2013년 2월이었다. 치과에서 충치 치료를 다 받고 사랑니를 뽑았다. 발치한 부위가 주말 사이 아물면 월요일엔 여느 때와 같이 출근할 계획이었다. 그런데 평범한 일반인이라면 이틀이면 피가 멈추는데 나는 일주일 동안 피가 멈추지 않았다. 이상해서 치과를 다시 방문했다. 치과의는 피가 멈추지 않는 데엔 특별한 이상이 있을 거라며 정밀검사를 받아보라고 권유했다. 근처 종합병원을 내원하였더니 의사 선생님이 백혈병이 의심된다고 말씀하시며 곧바로 골수검사를 하자고 하셨다.

그 말을 듣는 순간 머릿속이 온통 하얗게 변하면서 아무 생각이 나질 않고 너무너무 무섭고 슬펐다. 골수검사 결과를 기다리는 일주일 동안 일이 손에 잡히지 않았다. 걱정하는 만큼 검사 결과가 달라진다면 얼마나 좋을까. 온갖 걱정과 불안한 마음을 끌어안고 검사 결과를 받으러 갔다.

"만성골수성백혈병입니다."

2013년 3월 25일 만성골수성백혈병 확진을 받았다. 혹시나 하는 마음에 '별일 없겠지'라고 생각했는데 확진을 받았다.

하지만 막상 병원에서 나오니 또 다른 걱정이 들면서 절망감이 찾아왔다.

'내가 백혈병이란 사실을 부모님께 어떻게 전해야 할까.'

나는 어렸을 때 사고로 콩팥을 하나 잃었다. 때문에 부모님은 내게 "공부 잘해라", "대학 가고 성공해라"는 말 대신에 "건강하기만 해다오"를 누차 강조하셨다. 부모님을 고향인 전라도에 남겨두고 서울에 올라와 일하는 동안에도 부모님은 늘 내 건강 걱정뿐이었다. 아무리 생각해도 병이 찾아온 게 내 잘못은 아닌데 어쩔 수 없이 난 또다시 부모님께 불효를 하게 된 거다.

부모님
손잡고

● 학교 다닐 때 단체로 회초리를 맞아야 할 때면, 난 '어차피 맞을 매 빨리 맞자'며 불쑥 앞으로 나가곤 했다. 하지만 지

내가 갖고 있는 이 병에도 또 부모님과의 생활에도
새롭게 적응해갈 생각을 하면 기대감이 밀려온다.
온갖 걱정들을 밀어내고 한발 물러서서 보니 백혈병은 내게 그리 나쁜 거 같지 않다.
내가 아니었더라면, 피할 수 있었다면 좋았겠지만
어쩔 수 없다면 즐겨야 한다고 생각한다.

그러다보면 나쁜 병도
내게서 점차 떠나갈 것이다.

금의 상황은 달랐다. 부모님은 어차피 알게 될 터이지만 할 수 있는 한 시간을 더 끌고 싶었다. 앞으로 오랜 기간 투병을 해야 할 텐데 부모님의 일상의 행복한 시간을 빼앗아 단축하고 싶지 않았다. 하던 일을 정리하며 부모님께 전할 말을 몇 번이고 연습했다.

얼마 뒤에 전라도 고향 집으로 찾아갔다. 아니나 다를까 부모님은 큰 충격을 받으셨고 하염없이 우셨다. 어머니는 콩팥 하나 붙들고 사는 것도 아슬아슬했는데 세상에 왜 이런 일이 생겼냐며 하늘을 원망하셨다. 그동안 덤덤했던 나도 부모님 앞에서 눈물을 흘렸다. 어쩌면 가장 두렵고 걱정됐던 건 나 자신이었을지도 모른다는 생각이 들었다.

그래도 역시 부모님은 강했다.

"이젠 규칠이 너 자신과의 싸움이다. 맘 단단히 먹자."

"콩팥 하나로도 멀쩡히 살았잖아. 괜찮아."

부모님의 위로와 응원에 나는 무너진 마음을 추스를 수 있었다.

부모님과 함께 병원을 다시 찾았다. 나는 어렸을 때로 돌아간 것만 같았다. 부모님 손잡고 병원에 간 건 어렸을 때 사고 이후론 없었다. 담당 의사 선생님은 크게 걱정할 단계가 아니라고 말씀해주셨다. 그 말씀을 듣고 너무 안도가 되었고 마음이 편해졌다.

진료실에서 나오니 어머니 얼굴에 식은땀이 한가득이었다. 연신 괜찮은 척했지만 부모님이 가장 애가 탔을 거란 걸 안다.

요즘 나는 고향으로 이사를 준비하고 있다. 부모님 곁에서 보살핌을 받으며 열심히 백혈병을 다스릴 것이다. 고등학교 때부터 기숙사 생활을 한 관계로 중학교 졸업 이후엔 부모님과 살아본 적이 없다. 그래서 명절이나 부모님 생신 때 고향을 찾아가도 별로 나눌 얘기가 없었다. 내가 갖고 있는 이 병에도 또 부모님과의 생활에도 새롭게 적응해갈 생각을 하면 기대감이 밀려온다.

온갖 걱정들을 밀어내고 한발 물러서서 보니 백혈병은 내게 그리 나쁜 거 같지 않다. 내가 아니었더라면, 피할 수 있었다면 좋았겠지만 어쩔 수 없다면 즐겨야 한다고 생각한다. 그러다보면 나쁜 병도 내게서 점차 떠나갈 것이다.

2장 암과의 동행, 치료가 기본이다

목숨 걸고
목숨
지키기

김기섭

스물넷 청년의
부고장

 어느 날 집으로 부고장이 날아왔다. 회사 직원 아들의 죽음을 알리는 부고장이었다.

나와 같은 병으로 같은 병원에 다니던 이제 겨우 스물넷 나이의 청년이었는데, 발병 3년 만에 맥없이 부모와 이별한 것이다. 인생무상이라더니, 오만가지 생각이 가슴을 찢었다. 고인의 부모도 잘 아는 사이인 터라 일찌감치 빈소를 찾았다. 영정사진을 보는 순간 눈물이 왈칵 쏟아진다. 문상도 거른 채 하염없이 눈물만 흘리다 왔다.

나는 얼마나 더 버틸 수 있을까?

엉망이 된 휴가

2002년 월드컵 열기가 한창 무르익던 여름. 축구공 하나로 대한민국이 하나 되고 드디어 세계 4강이라는 신화를 쓸 무렵이었다. 중학생 딸, 초등학생 아들과 지난해부터 약속한 여행을 떠나기 위해 총무과에 하계휴가를 신청해둔 차였다. 휴가를 하루 앞두고 감기 기운이 있는 것 같아 '최상의 컨디션으로 휴가를 알차게 보내야지!'라는 마음으로 직장에서 가까운 내과를 찾았다. 일단 몸살감기약을 처방받고 의사의 권유로 혈액검사도 받았다. 결과가 나오는 대로 알려준다고 했지만 크게 개의치 않았다.

휴가 첫날. 원주에 사는 누님과 모처럼 점심을 먹기로 했다. 오랜만에 만난 누님, 매형과 담소를 나누며 식사하던 중 병원에서 전화가 왔다. 잠시 들렀으면 좋겠단다. 황금 같은 휴가를 병원에 오가느라 낭비하기 싫어 그냥 전화로 알려달라고 했더니 굳이 방문하라고 했다. 어쩔 수 없이 누님과의 짧은 만남을 접고 병원으로 향했다.

혈액검사에 이상이 있다는 말을 듣고 몇 개의 병원을 더 드나들고 난 뒤, 나의 병명이 만성골수성백혈병이라는 사실을 알게 됐다. 길어야 4년 반의 시한부 인생을 선고받고 나는 아무 말도 할 수 없었.

외아들로 자라 부모님과 누님의 각별한 사랑을 받았던 나는 여태껏 별 어려움 없이 순탄하게 살아왔다. 연로하신 어머니는 컴컴한 방에서 눈물만 흘리셨다. 본가는 하루아침에 초상집 분위기로 바뀌었다. 정밀검사를 앞두고 일주일 남짓 단 1초도 머릿속이 쉬지 않고 복잡하게 돌아갔다.

현실을 감내하기가 버거워 평소 친하게 지내던 직장후배에게 전화를 걸었다. 몇 잔의 술을 마시는 동안 나도 모르게 눈물이 흘렀다. 평소 한 번도 보여주지 않았던 선배의 약한 모습에 후배는 무척 당황하는 것 같았다. 자초지종을 들은 후배는 나를 껴안고 소리 내어 울기 시작했다.

"형, 어떡해…."

후배의 흐느낌은 잠자리에 들어서도 쉬지 않고 귓가를 맴돌았다.

드디어 가족들과 약속한 여행 당일.

우리는 동해에서의 행복한 한때를 계획했었다. 그냥 집에서 쉬다 병원에 가자는 아내의 만류를 뒤로하고 막무가내로 운전대를 잡았다. 아직 아무런 사실도 알지 못하는 아이들과의 약속을 지키고 싶었다. 내심 어쩌면 이번 여행이 가족과의 마지막 여행이 될 수도 있다는 생각도 들었다. 이조차 안 가면 아빠와의 추억이 하나 더 줄 수도 있다고 생각하니 더 고민할 것도 없었다.

그런데 고속도로에 들어선 순간 도저히 운전할 수 없을 정도로 눈물이 흘러내렸다. 행여나 아이들이 볼까 봐 아내가 전전긍긍하며 눈치껏 내 눈물을 닦아줬다. 복받쳐 오르는 울음을 참으려 아내 역시 무던히도 애쓰는 게 느껴졌다. 평상시 같으면 음악을 크게 틀어놓고 따라 부르기도 하고 그동안 못했던 대화도 나누며 시끌벅적한 분위기 속에서 드라이브를 즐겼을 테지만, 가는 내내 아이들과 말을 섞지 않았다. 입을 여는 순간 감정이 복받쳐 속수무책으로 무너질까 봐 두려웠다. 강인한 가장이었던 내가 나약한 아빠로 기억될까 봐 두려웠다.

이상한 낌새를 눈치챈 듯했지만 다행히 아이들은 자기들끼리 시시콜콜한 이야기도 주고받고 티격태격 싸우기도 하고 엄마에게서 간식을 받아먹기도 하며 동해까지 별일 없이 따라와 줬다.

두어 시간을 달려 도착한 어달리 해수욕장에 발을 내딛자 탁 트인 바다에 비로소 마음이 활짝 열리는 기분이었다. 사람들이 있거나 말거나 신경 쓰고 싶지 않았다. 내 모든 울분을 드넓은 바다에 토해내는 심정으로, 나는 앞뒤 생각 안 하고 냅다 소리를 질렀다.

그렇게, 뭘 하고 지냈는지도 모르게 1박 2일 가족과의 짧은 여름 여행은 흘러갔다.

새로운 일상

휴가가 끝나자마자 바로 치료가 시작됐다. 항암제의 부작용으로 입술이 터지고 혓바닥이 패여 도저히 식사를 할 수가 없었다.

'생명을 연장해주는 약이라고 하니, 억지로라도 먹어야지….'

패인 혓바닥이 쏴서 밤잠을 이룰 수 없을 정도로 아팠지만, 마음을 다잡았다.

행여나 아이들이 볼까 봐 아내가 전전긍긍하며
눈치껏 내 눈물을 닦아준다.
복받쳐 오르는 울음을 참으려 아내
역시 무던히도 애쓰는 게 느껴졌다.

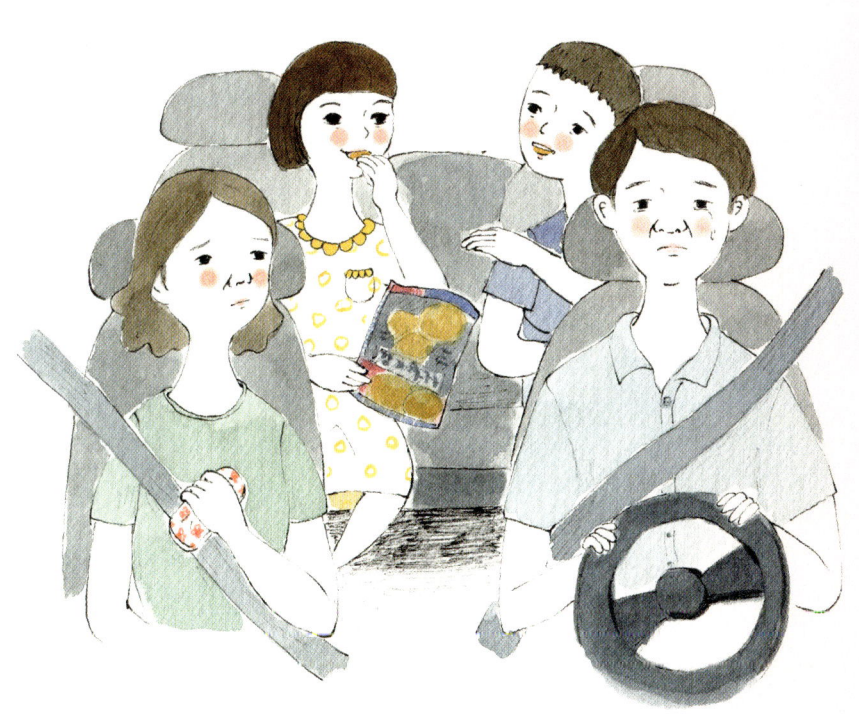

통원치료를 시작하며 병원 7층에 있는 골수은행에도 등록했다. 타인의 골수를 이식하는 것보다는 확률이 높은 친족부터 검사해야 한단다. 일평생 나를 보살펴줬던 고마운 누님들, 눈에 넣어도 아프지 않을 내 귀여운 아들딸이 차례차례 혈액검사를 하러 병원을 찾았다. 소식을 듣고 누구보다도 놀랐을 아이들이다. 아빠 살려보겠다고 학교도 결석하고 손등에 바늘을 꽂고, 피를 뽑는 고통을 의젓하게 참아내는 아이들의 모습에 가슴이 찢어지는 것 같았다.

'그래, 내 한 몸 살리겠다는 게 아니지. 내가 살아야 내 가족이 산다!'

아이들의 진심을 내 가슴에 꾹꾹 눌러 담으며 나는 생각을 고쳐먹기로 했다.

며칠 뒤 누님이 찾아왔다. 꿈속에서도 검사했는데 나와 꼭 맞았다며, 틀림없이 당신의 골수가 꼭 맞을 테니 걱정하지 말란다. 나는 왜 이 선량한 가족들을 고생시키고 있는가. 하루하루가 고통의 연속이다.

애석하게도 모두의 노력이 허사가 되었다. 나와 골수가 일치하는 가족은 한 사람도 없다.

마음을 졸이며 기다리던 중 골수은행에 등록한 지 두어 달 만에 기쁜 소식이 왔다. 나와 골수가 일치하는 사람이 있단다.

'이제 수술비만 있으면 된다!'

벅찬 마음으로 한달음에 병원을 찾았지만 신청자가 이식을 원하지 않는다는 허탈한 소식이 나를 기다리고 있었다. 그새 마음을 바꾼 신청자가 야속했다. 골수은행에서도 조금만 더 철저하게 점검하고 신청자와 의사를 타진해본 다음에 알려줬더라면 내 마음이 이렇게 처참하진 않을 텐데….

그러나 원망은 하지 않았다.

'과연 다른 사람을 위해 무엇을 하고 살았던가? 나는 타인을 위해 내 몸의 일부를 조건 없이 기부할 수 있을까?'

나 자신을 돌아보며 애써 마음을 추스른다.

고맙다,
고맙습니다!

소식을 듣고 친구 명식이가 찾아왔다. 아무 말도 하지 말라며 내 손에 흰 봉투를 쥐어줬다. 병원비에 보탬이 되면 좋겠다며 명식이가 슬쩍 건넨 봉투에는 오십만 원이 들어 있었다. 같은 월급쟁이로서 너무나도 큰돈이라는 걸 나는 알고 있다.

항암 치료를 하면서도 내 직장생활은 계속됐다. 여전히 몸은 힘들지만 나는 가급적 출근하려고 노력했다. 그러던 어느 날, 사무실로는 좀처럼 전화하지 않는 아내로부터 전화가 걸려왔다. 방금 집에 친구가 다녀갔는데, 약값에 보태 쓰라며 돈을 놓고 갔단다. 아마도 내가 자존심 때문에 받지 않을 듯하니 집사람에게 주었는가 보다.

또다시 그런 생각이 들었다. 과연 나는 이들에게 이렇게나 큰 도움을 받아도 될 만큼 떳떳하게 인생을 살아왔을까?

내가 할 수 있는 일은 그저 고맙다는 말뿐이었다. 병원비가 왜 그리 많이 드는지, 당장 돈은 필요했고, 내게는 구세주 같은 돈이었다. 자존심 따위를 생각할 겨를이 없었다.

6개월이 지나 인터페론 항암주사를 맞기 시작했다. 머리가 빠지기 시작하고 구토 증상도 심해졌다. 아내와 자식들, 연로하신 어머니를 위해서라도 이 고통을 이겨내야 하지만, 너무나 힘이 들었다. 이제 삶을 정리할 시간이 오는 건가….

간혹 TV에서 암환자를 볼 때마다 '어차피 죽을 거라면 남은 가족을 위해 치료비라도 절약하고 가는 게 현명하지 않나?'라고 생각해왔던 나였는데, 막상 내가 이렇게 버티고 있다는 게 과연 가족들에게 좋은 건지 나쁜 건지 쉬 판단이 서질 않았다.

몸과 마음이 점점 쇠약해지면서 성격도 변해갔다. 매사가 신경질적이 되고, 모든 걸 내 위주로 생각하게 됐다. 조금만 거슬려도 화가 날 만큼 자제력을 잃어갔다.

하루도 빠지지 않고 전화해 안부를 묻는 고마운 친구 민식이가 점심을 같이 먹자고 해, 일요일인데도 밖에서 밥을 먹기로 했다. 오늘은 까탈을 부리지 말아야지, 더는 무너지지 말아야지, 친구가 주문한 영양식을 꼭꼭 씹어 넘기며 다짐하고 또 다짐했다.

병원에 가고 주사를 맞고 골수검사를 하는 게 이제는 당연한 일상이 되었다. 시간이 흐르면서, 그저 고통의 연속이었던 하루하루를 이제는 '매달려볼 가치가 있는 시간'으로 받아들이게 됐다.

7개월간의 인터페론 주사 치료를 받고 표적항암제가 의료보험이 되었다고 해서 알약을 먹었다. 표적항암제 복용 후 피부가 탈색되기 시작해 누가 봐도 환자인 게 드러날 정도가 되었지만 주사 치료를 받던 것에 비하면 견딜 만한 일이었다. 이전보다는 훨씬 몸이 편하고 부작용도 덜해 웃는 일이 많아졌다. 내게 닥친 현실을 있는 그대로 받아들이자고 굳게 맹세하고 나니 거짓말처럼 모든 게 편안해졌다.

만병의 근원이 스트레스라더니, 옛말 틀린 거 하나 없다는 생각이 들었다. '병을 스스로 지키려는 자는 자가면역의 힘으로 이겨낸다'는 민식이의 조언을 나는 하루에도 수없이 되뇌고 있다. 하루에도 몇 번씩 최면을 건다. 김기섭, 너는 할 수 있다!

오늘도 변함없이 고마운 사람들이 나를 찾아와 다정한 응원을 건넨다. 굳이 입 밖에 꺼내지 않아도 그들이 무슨 말을 하려는지 나는 알 수 있다. 이들을 위해서라도 목숨 걸고 목숨을 지켜야지! 누구나 세월의 굽이굽이마다 시련이 있게 마련이지만, 지친 몸과 마음을 달래주는 고마운 사람들이 너무도 많다는 게 고맙다. 내 한 몸이 아니라 이 모든 은인에게 보답하기 위해서라도, 나는 지금 이만큼의 행복에 감사하며 백혈병과의 의연한 동행을 계속할 것이다.

영광의 제로여, 영원하라!

김민숙

엄마는 왜 매일 누워만 있어?

"그런데 엄마는 왜 매일 누워만 있어?"

내 옆에 나란히 엎드려 숙제를 하고 있던 딸의 기습 질문에, 나는 그만 말문이 막히고야 말았다. 이제 겨우 초등학생인데도 제 엄마 약 먹는 시간을 꼬박꼬박 챙겨온 내 딸! 자다가도 '엄마 알약 알람'이 울리면 벌떡 일어나 약을 가져다준 아이 덕분에 나는 주치의 선생님의 우등생까지 됐는데, 정작 나는 몸이 아프다는 핑계로 매일 누워만 있느라 숙제 한 번 도와주지 못한 게 너무나도 미안했다. 시집가는 것까진 못 보더라도, 5년이 됐든 10년이 됐든 살아있는 동안 멋진 엄마의 모습을 보여주고 싶었다.

아이의 초등학교 입학식 날, 담임 선생님을 찾아가 건강이 악화돼 초반에 아이를 잘 돌봐주지 못할 수도 있으니, 부디 양해와 관심 바란다고 부탁을 드렸다. 작은 도시인 터라 금세 소문이 돌아 종종 아이에게 "엄마가 많이 아프시니?"라고 묻는 어른들이 있더란다. 백혈병을 감기 정도로밖에 생각 안 하는 딸아이는 그럴 때마다 "아뇨? 우리 엄마 지금 그냥 백혈병 걸린 건데요!"라며 어깨를 으쓱한다는 말을 전해 들었다. 몇 년 앓고 나면 깨끗이 낫는 병인 줄 철석같이 믿고 있는 딸아이를 실망시킬 수 없었다.

열 장정 안 부러운 장군감

힘들다는 생각조차 할 시간도 없이 8년째 남편과 두 명의 직원을 아우르며 주유소를 운영했다. '열 장정 안 부러운 장군감'이라는 고객들의 칭찬에 나는 더 신이 나서 열심히 일했다. 남들보다 일찍 출근해 주유소 주변을 청소하고, 근무 중에는 누구보다도 밝고 씩씩한 모습을 보여주려고 애썼다.

2007년 12월, 연말을 맞아 정신없는 하루하루를 보내던 어느 날 밤. 설사와 구토로 날을 꼬박 지새운 끝에 지인이 있는 병원 응급실을 찾았다. 지금 생각해보면 왜 그랬는지 피식 웃음이 나지만, 의사 선생님을 보자마자 마치 이런 경험이 한두 번이 아니라는 듯 "샘~ 저 탈수될 것 같으니 링거 하나 놔 주세요!"라고 뭘 좀 아는 척하며 너스레를 떨었다. 의사 선생님도 씩씩한 내가 기특했는지 웃으시며 "이 동네에서 제일 바쁜 사람이 어려운 걸음 했는데, 온 김에 피검사나 한번 하고 가!"라고 맞장구 쳐주신다.

밤새 시달린 탓인지 수액을 맞다가 깜박 잠이 들었나 보다. 잠결에 누군가 '김민숙 환자분 보호자'를 찾는 소리가 들린다. 눈을 뜨니 이미 남편과 원장님이 가까이 붙어 서서 소곤거리고 있는데, 나에게는 일언반구의 설명도 없다. 비몽사몽인 상태로 수액을 단 채 다른 병원으로 가는 구급차에 몸을 실었다. 왜들 이러지? 하지만 차 안 가득 적막이 흘러 차마 물어보기가 겁이 났다.

이송된 병원에 며칠 입원해 있는 동안 골수검사까지 받았지만, 남편은 여전히 입을 열지 않는다. 설사만 멎으면 집에 보내준다던 의사 선생님도 9일이 지났는데도 퇴원을 안 시켜주셨다. 마침 대통령 선거일이어서 "대한민국 국민으로서 꼭 투표해야 해요"라고 보채는 나에게 담당 의사 선생님은 그제야 청천벽력 같은 소리를 입 밖에 냈다. 나의 병명은 만성골수성백혈병, 길어야 5년 살 수 있는 병에 걸렸다는 것이다.

의기소침해진 나는 한 달 동안 집안에만 있었다. 유일한 외출이라고는 병원 진료뿐. 표적항암제를 복용하면서 병을 치료하기로 했다. 그런데 이게 만만한 일이 아니었다. 약을 먹으면, 좀 전에 먹었던 음식이 거꾸로 다시 나온다. 머리엔 열이 나고 까닭 모를 눈물이 자주 흐르면서 눈두덩이 통통 붓더니 하루가 다르게 얼굴 형태가 바뀌어갔다.

'이렇게 죽어가는구나…'

'이렇게 죽어가는구나….'

지금의 내 상태로는 5년도 길게 느껴졌다.
나를 불쌍한 눈으로 바라보는 것 같아
사람들을 만나는 것조차 싫었다.

그렇게 방에만 처박혀있던 어느 날,
늦둥이 딸의 초등학교 예비소집 안내장을 받아들고
정신이 번쩍 들었다.

지금의 내 상태로는 5년도 길게 느껴졌다. 나를 불쌍한 눈으로 바라보는 것 같아 사람들을 만나는 것조차 싫었다. 그렇게 방에만 처박혀있던 어느 날, 늦둥이 딸의 초등학교 예비소집 안내장을 받아들고 정신이 번쩍 들었다.

'이러면 안 되지! 울 엄마가 내 초등학교 입학식을 얼마 안 남기고 어느 날 갑자기 위암으로 돌아가셨는데, 내 딸도 나처럼 엄마 없이 입학하게 할 수 없지!

주먹을 불끈 쥐고 일어났다. 그날부터 인터넷이며 책을 통해 만성골수성백혈병에 대해 공부하고, 이 사람 저 사람에게 자문을 받으며 온 힘을 다해 치료에 매달렸다. 운동을 죽기보다 싫어했던 나였지만, 마음 독하게 먹고 운동도 시작했다. 병원에서 처방해준 약을 꼬박꼬박 먹고, 치료에 방해되는 음식은 일절 건드리지도 않았다.

치료를 시작한 지 4개월쯤 지난 2009년 2월에 병원에서 골수이식을 권했다. 지금으로는 골수이식이 가장 확실한 방법이라며 권하는 것이었다. 기껏 전력을 다해 약물치료에 매진하고 있는데, 갈 때마다 골수를 이식하라고 하니 왠지 모르게 화가 났다. 형제들을 불러 모두 유전자 검사를 했지만, 결국 돈만 없애고 단 한 명도 나의 골수와 일치하는 언니나 오빠가 없었다.

한숨만 쉬고 있기엔 시간이 아까웠다. 이리저리 수소문도 해보고 인터넷을 검색해보다 서울의 대학병원에 올라가기로 결심했다. 새로 만난 교수님은 골수이식을 하지 않고 약만으로도 잘 다스려서 병이 나을 수 있다는 희망을 주셨다. 치료가 잘되면 40년은 더 살 수 있다고 위로하신다.

내 평생 가장 달콤한 말이었다.

덤으로 사는
인생

항상 기분 좋게 지내려고 노력하고 스트레스 받지 말라는 교수님의 조언부터 수첩에 적었다. 음식도 맛있게 먹고 병원에서 하지 말라는 건 하지 말고 열심히 운동하라신다. 빤한 이야기 같지만, 가장 필요하고 기본적인 수칙이라고 강조하셨다.

일 년 반 남짓 표적항암제를 복용하면서 거의 매일 구토와 설사에 시달려야 했다. 스트레스가 이만저만이 아니다. 약을 먹을 때마다 매번 물을 많이 먹어야 하는 것도 곤욕이었다. 암 유전자 0.24%. 기대했던 것만큼 암 유전자 수치가 내려가지 않는다며 교수님은 신약을 먹을 수 있는 임상시험이 있다고 알려주셨다. 남편과 의논할 겨를도 없었다. 신약은 구토도 설사도 안 한다는 말만 듣고 나는 무조건 'OK'였다. 약을 바꾸고 나니 예전 약을 복용할 때 쪘던 살이 15kg이나 빠졌다. 만나는 사람마다 "이제 다 나았어요?"라고 물어보는데 세상을 다 얻은 듯했다.

그런데 무상으로 진행된 3년간의 신약 임상시험이 끝나 종전의 약을 복용하면서 5년 선 부작용이 다시 시작됐다. 제자리로 돌아온 건가…. 예선처럼 사람들을 만나기 싫어지고 외출이 점점 줄어들었다. 집안에만 있으니 먹는 양이 늘고 그게 결국 살이 되는 악순환이 이어졌다. 다시 10kg이 넘게 체중이 늘고, 나는 더 이상 예전의 내 모습이 아니었다.

답답한 마음으로 지켜보던 남편은 진료 예약을 당겨 상담을 자청해 의료보험이 안 되면 350만 원을 주고서라도 신약을 사 먹겠다고 사정했다. 그런데 교수님은 "신약으로 바꾼 후 이미 좋은 반응을 얻었기 때문에 다시 예전 약을 복용해도 이제는 반응이 잘 유지될 수 있는데, 환자분 형편에 의료보험도 안 되는 신약을 비싸게 주고 사 먹는 건 승인할 수 없어요"라며 딱 잘라 거절했다.

나는 절망에 빠졌다. 한 달 넘게 은둔생활을 하는 내가 안타까웠는지 남편이 다시 운동을 시작하자고 권했다.

"교수님도 어쩔 수 없는 상황이라서 그렇게 처방을 내리셨겠지. 또 언제 틀린 말씀하시는 거 봤어? 시키는 대로 생활수칙 지켜나가면서 열심히 운동하고 버티면 처음보다는 어렵지 않게 적응할 거야."

남편의 말을 듣는 순간, 나를 안타깝게 바라보는 간절한 남편의 눈빛에 시선이 멎은 순간, 또다시 맥없이 무너져 버린 나 자신이 부끄러워졌다.

'그래, 이 착한 남편과 토끼 같은 자식들을 생각하자!'

하지 말라는 건 하지 않고 하라는 건 열심히 하며 버텨오면서 부작용도 서서히 줄어갔다. 교수님 말씀대로 뭐든 웃으면서 밝게, 스트레스 안 받는 게 최선이라고 주문을 외우며 나는 여기까지 걸어왔다.

5년이 지났다. 처음 찾아갔던 병원에서 시한부 선고를 내렸던 바로 그 5년이다. 떨리는 마음으로 유전자 검사를 받았다. 드디어 몸이 약에 적응을 한 걸까? 고통스러운 치료를 견뎌내고 있는 내가 무서웠는지 암세포가 싹 도망갔단다.

'영광의 제로 수치가 또 한 번 나를 웃게 하는구나! 또 한 번 나를 살리

는구나!'

 이날을 얼마나 기다려왔는지…. 새로운 인생이 저 멀리서 성큼성큼 나에게 다가오는 느낌이었다. 예전처럼 험한 일은 안 하지만, 나는 다시 주유소에 나가 경리 일을 하면서 열심히 남편을 돕고 있다. 일할 수 있다는 게 얼마나 큰 축복인지 예전엔 미처 몰랐다. 나 못지않게 고생해온 환우들도 하루빨리 자유롭게 이 신약을 먹을 수 있게 되길, 나도 모르게 속으로 기도했다.

 주위에 나보다 더 어렵고 힘든 사람이 보이면 어떻게든 힘닿는 데까지 돕고 싶다는 마음도 간절해졌다. '봉사의 맛'에 눈을 뜨면서 요즘 신명 나게 독거노인 반찬배달 봉사에 두 팔을 걷어붙인 이유다. 애초 마음의 준비를 단단히 했던 5년을 넘겼으니 어찌 보면 덤으로 사는 인생이다. 미소 한번, 눈물 한 방울의 힘을 공유하며 장군감 백혈병 환자가 열정적으로 나와 내 이웃의 삶을 응원하고 있는 참이다.

할머니,
저를
지켜주세요

최경순

한낮의 꿈

　　　　　　머리맡 창문이 열려 있다. 기분 좋은 낮잠에 빠져 있는 내 모습에 왠지 흐뭇하다. 검은 양복 차림의 두 남자가 날 흔들어 깨운다. 얼른 가야 한다며 재촉하는 그들을 따라 창문틀에 올라서는 순간, 내 손을 움켜잡으며 울부짖는 할머니가 보인다.

"안 돼요, 안 돼! 야는 아직 데리고 가면 안 돼요~ 앞길 구만리같이 창창한 아가인데, 아직은 안 돼요!"

'무슨 소리지?'

번쩍 눈을 떴다. 얼굴과 베개는 온통 눈물범벅이고, 이불은 어지럽게 흐트러져 있다.

'꿈이구나. 돌아가신 할머니가 나를 살려줬구나. 어려서부터 그렇게나 나를 예뻐해 주셨던 울 할머니가 나를 저승사자들로부터 구하셨구나.'

달콤하기만 했던 낮잠도 이제 더는 편히 누리지 못할 것 같았다.

산산이 부서진 신부수업

내 나이 24살, 한창 멋 내기 좋아하는 나이에 다이어트를 선언했다. 돌아오는 10월에 결혼하기로 남자친구와 약속하고, 신혼여행에서 예쁜 비키니 자태를 보여주겠노라는 욕심에 수영도 배우기 시작했다.

열흘 정도 다녔을까, 수영장에서 돌아오니 몸 여기저기에 손바닥만 한 멍들이 보였다. 엄마는 "몸이 약해서 그런 거야. 그러게 결혼 앞두고 조신하게 있으라고 했지! 안 그래도 결혼 전에 보약 한 재 먹여 보낼 생각이었는데, 이참에 한의원에나 가자!"라며 평소 다니시던 한의원으로 나를 이끌었다.

진맥하던 한의사가 고개를 갸웃거린다. 내 배를 이리저리 만져보더니 단단한 타조 알만 힌 게 잡힌나며 병원에 가서 정밀검사를 받는 게 좋을 것 같다고 한다. 엄마와 눈이 마주쳤다. 우리는 서로의 눈빛에서 왠지 모를 불안감을 읽을 수 있었다.

입원 둘째 날 검사결과가 나왔다. 레지던트가 병실에 찾아와 기계적인 말투로 "경순 씨, 검사 결과 나왔어요. 만성골수성백혈병입니다. 치료하면 괜찮아요"라고 한다. 만성… 뭐? 별일 아닌 것처럼 쉽게 말하기에, 의학지식이 없는 엄마와 나는 "뭐, 간단히 치료 가능한 병인가 봐"라며 안심했다. 다음날 주치의 선생님과 면담하며 하늘이 무너지는 소리를 들었다. 현재로서는 골수이식만이 방법이고, 빠른 시일 내에 골수이식을 하지 않으면 3년을 넘기지 못할 것이란다.

'수영은 어쩌지? 신혼여행은? 결혼은? 설마 죽는 병은 아니겠지?'

동생의 골수를
이식받다

우리 중 누구도 결과를 받아들이기 어려웠다. 부모님은 도저히 믿을 수 없다고 하시며 분명 오진일 것이라고 병원 여기저기를 헤맸다. 그러나 가는 병원마다 진단은 한결같았다.

믿고 싶지 않았지만, 이제는 받아들여야 할 때였다.

1995년 당시만 하더라도 만성골수성백혈병은 항암치료를 통해 3~5년 정도의 생존율을 보이던 대표적인 난치병의 하나였고, 골수이식만이 유일한 완치 방법이었다. 생사의 갈림길 앞에 선 나는 내 앞에 드리워진 무서운 병에 대해 철저하게 공부하기 시작했다. 병원에서는 형제로부터 조혈모세포를 이식받는 동종 골수이식 수술을 권했다.

그러나 적합한 골수를 찾는 것 자체가 어려울 뿐만 아니라 나에게 맞

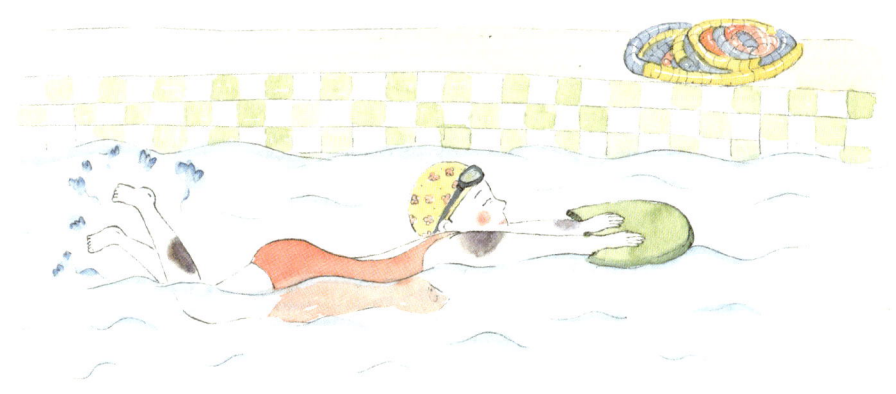

돌아오는 10월에 결혼하기로 남자친구와 약속하고,
신혼여행에서 예쁜 비키니 자태를 보여주겠노라는 욕심에 수영도 배우기 시작했다.
열흘 정도 다녔을까, 수영장에서 돌아오니 몸 여기저기에 손바닥만 한 멍들이 보였다.

는 골수를 찾더라도 이식을 받기 위해 필요한 전후조치가 환자와 공여자 모두에게 상당한 체력 소모를 요한다고 했다. 위험한 치료법이었지만, 유일한 탈출구라고 했다. 이마저도 허락되지 않는 환자가 많다는 말을 듣고, 우리는 아슬아슬한 골수이식을 선택할 수밖에 없었다.

골수이식이 가능한지 알아보기 위해 동생 다섯이 모두 유전자 검사를 했다. 1차 검사 결과, 다섯 살 아래인 셋째 동생의 유전자만이 모두 일치하는 것으로 나타났다. 어린 동생은 결연한 표정으로 2차 검사에 임했다. 나이 차이가 좀 난다는 이유로 병소 잘 챙겨주지도 못한 동생인데, 언니 살려보겠다고 그 힘든 검사에 이식까지 감행하는 걸 보고 미안하고 또 고마웠다. 이식수술 결과가 좋고 병도 다 나으면 지금까지 못 해준 것 다해주며 사이좋게 지내야지! 병원을 오가는 동안 그동안 못했던 이런저런 대화를 많이 나누며 우리는 한층 더 가까워졌다.

  드디어 골수이식 날짜가 잡히고, 머리를 자르기 전 마지막으로 친구들과 여행을 떠났다. 남해 끄트머리에 자리한 임자도라는 섬이었다. 아직 성수기가 아니어서 한적한 바다. 어쩌면 다시는 이런 기쁨을 누리지 못할 수도 있다는 생각에, 나는 해수욕도 하고 태닝도 하고 친구들과 못다한 수다도 실컷 풀어내며 한동안 다시없을 여행을 만끽했다.

  이식을 위해 혈액검사를 하고 나서, 주치의 선생님에게 말 그대로 '격하게' 혼이 났다. 치료를 잠시 소홀히 하는 바람에 오른 나의 백혈구 수치는 무려 20만! 교수님은 "지금 환자의 혈액은 밀가루 반죽으로 따지면 수제비 반죽인데, 무슨 생각으로 그리 조심성 없이 행동했느냐"며 눈물이 쏙 빠질 정도로 혼을 냈다. 앞으로 정신 똑바로 차리고 세심하게 내 몸을 돌보겠다는 약조까지 하고 나서야 진료실에서 나올 수 있었다.

  골수이식은 성공적으로 진행됐다. 하루에 단 한 번 그것도 30분만 허락된 면회시간을 지키기 위해 엄마는 중환자보호자 대기실에서 쪽잠을 자며 큰딸을 돌봐주셨다. 기관지염으로 고생 중인 당신도 약 복용으로 심신이 지쳐있었을 텐데 말이다.

  골수이식을 위해 입원한 한 달 남짓 되는 시간 동안, 엄마는 단 한 번도 깊은 잠을 주무시지 못했다. 전화벨만 울려도 '혹시 우리 경순이가 잘못되었다는 전화 아닐까?', '혹시 위급상황이 발생해 엄마를 찾는 건가?'라는 생각에 심장이 덜컹 내려앉았다고 한다. 어느 새벽엔 청년의 안타까운 죽음을 알리는 전화 한 통에 대기실에 있는 모든 보호자들이 울음바다를 이룬 적도 있단다.

　이식하는 동안에 사용할 혈소판 공여자를 구하기 위해 아빠는 경찰서로, 엄마는 보호자 대기실을 지키며 고된 하루하루가 흘러갔다. 딸을 살리기 위해 갖은 애를 다 쓰신 엄마, 지금은 하늘나라에 계신 아빠, 언니를 위해 선뜻 골수이식에 나서준 동생…. 죽어서도 다 갚지 못할 은혜를 입은 나는 가족의 바람대로 건강한 삶을 살고 있다.

　골수를 이식받은 지도 어느덧 20여 년이 흘렀다. 정기적으로 병원을 찾아 혈액 내 암 유전자 검사를 받을 때마다 잠깐씩 병가를 내고는 있지만, 하루하루 열심히 일하며 여행도, 운동도 즐기고 있다.

　자기 몸의 일부를 내게 떼어준 동생은 그 사이 두 딸의 엄마가 되었고, 골수이식 후 치과에 취직하며 인생 제2막의 문을 힘차게 열어젖힌 나는 지금도 세심하게 건강을 돌보며 하루하루를 충실히 살아내고 있다.

　지난 주말, 나는 충청도의 공기 좋은 수목장에 모신 아빠를 만나고 왔다. 가족과 함께, 그리고 이렇게 불쑥 혼자서 나는 종종 아빠를 찾아간다. 굳이 입 밖으로 꺼내지 않아도 나의 마음을 너무나도 잘 헤아리고 계실 터이다.

　할머니, 아빠, 고맙습니다. 이다음에 하늘나라에 갈 때까지, 두 분의 사랑 잇지 않고 최선을 다해 살게요!

20년 개근상
"울다 웃어도 괜찮다!"

윤기세

병마와의 오랜 동거

가끔 혼자서 중얼거리곤 한다.
세상에 우리처럼 암이라는 병마와 오래 동거하는 집이 또 있을까?

유난히도 무덥던 1994년, 아내가 갑상선암 진단을 받았다. 병이 중하니 한시라도 빨리 수술하자는 결정이 내려졌고, 네 시간이면 된다던 수술은 여덟 시간이 지나서야 끝이 났다. 수술실 앞을 서성이며 초조하게 기다리던 그 순간은 정말이지 두 번 다시 떠올리기조차 싫다. 혹시라도 아내가 잘못될까 별별 생각이 다 들던 중, 지루한 적막을 깨고 의사 선생님이 다가왔다.

"종양 덩어리가 많아 수술이 생각보다 힘들었습니다. 기관지에 있는 종양 두 개는 제거가 불가능하네요."

마취에서 깨어나 고통스러워하는 아내에게는 입도 뻥긋 못 했다. 그저 수술이 잘되었으니 이제부터 몸 관리 잘해야 한다고 토닥여주는 게 내가 할 수 있는 전부였다.

얼마 뒤 방사선 치료가 시작됐다. 처음엔 별것 아닌 것처럼 씩씩하게 치료받으러 다니던 아내는 날이 갈수록 힘들어했다. 결국엔 음식조차 삼키지 못해 전전긍긍하는 아내를 지켜보며 차라리 내가 아픈 게 낫겠다는 생각이 절로 들었다.

차라리 내가 대신
아프게 해주세요!

일 년 뒤, 아내의 병세가 조금씩 안정을 찾을 무렵이다. 여름휴가를 맞아 여럿이서 동해로 향했다. 기다리고 기다리던 여행이었건만, 하필이면 이런 날 고열을 동반하는 몸살이 찾아왔다. 남들은 덥다는 피서지 한복판에서 나는 자동차 안에 들어가 히터를 켜놓고 밤새 끙끙 앓았다. 아침에 약을 사서 먹으니 좀 덜하기에 일행과 어울려 다니다, 밤이 오니 또 오한이 나를 괴롭혔다. 휴가지에서 돌아와 검사해본 결과, 백혈병이라는 생소한 병명을 접했다.

차라리 아내 말고 내가 아프게 해달라는 나의 기도를, 하늘은 용케 들어주셨나 보다. 슈퍼마켓을 처분하고 곧바로 입원해 아내와 함께 한참을 울었다. 아내도 아직 한창 치료 중이고 부모를 둘 다 병원에 뺏기기엔 자식들은 너무도 어렸다. 세상에 우리 가정만 버림받은 것 같아 서럽고 또 서러웠다. 한참을 울다 말고 정신이 번쩍 들었다. 내가 무너지면 아내도 무너질 테지! 생각을 좋은 쪽으로 바꾸고 형제들과 나를 아는 모든 사람이 병문안을 와도 절대로 울지 못하게 했다.

그러던 중 사촌형님이 찾아와 조금 더 큰 병원으로 옮겨보자고 설득했다. 안 그래도 골수를 채취하기도 너무 힘들고 지혈할 때마다 꼼짝 못 하고 누워 있는 것만으로 지칠 대로 지쳐 있었던 나는 또다시 처음부터 고통스러운 검사를 다시 받아야 한다는 생각에 죽어도 못 간다고 성질까지 부렸다. 결국 계속되는 가족의 성화에 못 이겨 백혈병 전문병원으로 옮겼다. 그런데 이게 웬일인가! 와 보니 골수 채취할 때 사용하는 바늘부터 극명한 차이가 있었다. 어느 병원을 선택하고 어느 주치의를 선택하느냐에 따라 환자의 운명이 크게 좌우된다는 것을 그제야 절감했다.

시련에서
희망으로 웃기까지

운이 좋아 여동생으로부터 골수를 이식받게 됐다. 내가 처음 진단받았을 때는 골수이식만이 살 길이었고, 나는 다행히 이식수술이라도 했지만, 유전자가 일치하는 공여자 만나기가 하늘의 나와 같은 길을 가고 있는 환우들이 웃고 떠드는 모습에서 희망을 보곤 한다.
항암제에 대한 거부반응과 부작용으로 고통받기는 하더라도,

골수이식 후 찾아오는 모든 부작용에 비하면,
그래도 항암제의 부작용은 견딜 만하다는 게 내 생각이다.

별 따기인 터라 함께 치료받던 많은 환우를 멀리 떠나보내야 했다. 희로애락을 공유하고 위로를 주고받던 환우를 하나둘 떠나보내면서 나는 많은 생각을 하게 됐다.

요즘은 인터넷 카페와 다양한 환우 모임이 형성되어 서로 치료 경과나 신약 정보 등을 공유하고 있지만, 나와 동시대에 아픔을 겪은 환우들은 참으로 불쌍했다는 생각이 든다. 지금의 환우들은 신약이라는 축복 속에 불과 십수 년 전 환우들이 겪어야 했던 절망과 아픔을 모른다. 먼저 간 환우들이 지금처럼 신약을 접했어도 그렇게 허탈하게 유명을 달리하지 않았을 텐데…. 부질없는 원망에 눈물이 흐를 때도 있다.

당시 내가 '만성골수성백혈병'이라고 하면 병원에서조차 변변히 이야기 나눌 상대기 없었다. 간혹 급성백혈병 환우들에게 궁금한 걸 물어보아도 병명이 다르다는 이유로 귀찮아하기 일쑤였다. 주치의 선생님에게 매달리다시피 하며 궁금한 것들을 물어보곤 했지만, 한정된 시간 안에

다 듣고 나오기엔 턱없이 부족했다. 어떤 습관을 들이는 게 좋고 어떤 음식을 가려먹어야 하는지 모든 것이 궁금했지만 그저 답답해하고 있을 때가 많았다.

이제 나는 골수이식 17년 차, 내 몸속의 백혈병 세포는 나타났다, 없어졌다를 반복한다. 하지만 지금 나는 행복하다. 아주 미세하게 남아 있는 내 몸속의 백혈병 세포들도 그동안 개발된 새로운 치료법이 많이 있어, 이제는 잘 다스릴 수 있다는 확신을 가지고 있기 때문이다.

암은 어느 순간 소리 없이 찾아온다. 누구나 암환자가 될 수 있다는 건 이미 나와 내 가족이 뼈저리게 경험했고 말이다. 오랜 세월 병원을 드나들다 보니 나와 같은 길을 가고 있는 환우들이 웃고 떠드는 모습에서 희망을 보곤 한다. 항암제에 대한 거부반응과 부작용으로 고통받기는 하더라도, 근 20년을 백혈병 환자로 살아온 나로서는 지금의 환우들이 너무나도 부럽기만 하다. 골수이식 후 찾아오는 모든 부작용에 비하면, 그래도 항암제의 부작용은 견딜 만하다는 게 내 생각이다.

그동안 아내의 갑상선암도 간간이 재발했고 그때마다 방사선 치료라는 고비가 우리 가정을 힘들게 했다. 그래도 아내와 나는 웃음이 보약인 것처럼 즐거운 마음으로 오늘을 살아내고 있다. 나를, 백혈병을 훌륭하게 이겨낸 롤모델로 따르는 후배 환우들에게 이 말을 꼭 전하고 싶다. 암은 누구나 걸릴 수 있지만 그 병마와 싸우는 동안 강인하고 긍정적인 생각을 갖는다면 반드시 이겨낼 것이라고.

마지막 외출

이병욱

삶은 끝없는 여행이다

낯설 만큼 야윈 모습의 내가 마스크를 낀 채로 거울 너머에서 서늘하게 나를 응시하고 있다. 한 달 뒤 전역하면 하고 싶은 일이 많았는데, 억울함이 눈빛에 고스란히 투영됐다.

2007년 여름, 현역 병장 전역을 한 달 앞둔 어느 날. 계속되는 기침에 군병원을 찾았다. 핑곗김에 외출해 바깥바람도 쐬고 '사제 음식'도 실컷 먹을 심산이었다. 간단한 가래검사와 피검사 후 결과를 기다리면 된다고 해, 대충 검사를 끝내고 매점으로 달려가 이것저것 사 먹고 오랜만의 자유를 만끽했다.

부대에 복귀하고 몇 시간 뒤, 행정실로 전화 한 통이 걸려왔다. 바로 병원으로 오라는 전화였다. 몸 안에 나쁜 세포가 있는 것 같으니 큰 병원에서 정밀검사를 하란다. 군병원이라면 괜히 신뢰가 가지 않아 충격도 걱정도 없었지만, 이참에 집에서 가까운 병원으로 가 가족들에게 인사라도 하고 와야지 싶었다. 그렇게 찾아간 병원에서는 "더 자세하게 검사해 봐야 알겠지만, 다시는 걸어서 병원 밖으로 나가지 못할 수도 있다"고 했다. 그 후 난 다시는 부대로 복귀할 수 없었다.

골수검사를 통해 확인된 내 병명은 'CML', 만성골수성백혈병이라는 병이었다. 약을 복용하고 일주일의 시간이 흘렀는데도 차도가 보이지 않아 초조했다. 2주차에 들어서자 서서히 혈액에서 반응이 나타나기 시작했다.

동시에 무시무시한 부작용이 찾아왔다. 허벅지에서 이유 없는 통증이 잦아지더니 잠을 이루지 못할 정도의 고통이 시작됐다. 도저히 걸을 수가 없어 휠체어를 타게 되고 나서야 눈물이 났다. 펑펑 울고 나니 이제는 현실을 받아들일 수 있을 것 같았다.

부작용 때문에 고생을 좀 하긴 했어도 약을 꾸준히 복용하면서 몸 상태가 점점 좋아졌다. 7월에 입원했던 나는 비교적 빠르게 퇴원해 9월에 집으로 돌아올 수 있었다. 군 복무 시절 너무나도 돌아오고 싶었던 집이었기에 감회가 새로웠다.

제대하면 가장 먼저 하고 싶었던 일이 바로 훌쩍 떠나는 여행이었다. 가족의 만류에도 무작정 홀로 비행기에 몸을 실었다. 화려한 홍콩 야경을 내려다보며 그간의 고생을 조금은 보상받는 기분이었다.

한국으로 돌아오자마자 학원도 다니고 대학에도 복학했다. 일분일초도 낭비하고 싶지 않았다. 군대에서 바라마지않던 꿈같은 생활이 이어지면서, 내가 백혈병 환자라는 사실조차 망각하게 됐다.

1년여의 시간이 흐른 뒤 주치의로부터 "지금 먹는 약으로는 효과가 없으니, 한 단계 위 치료제인 다른 약을 복용해보자"는 권유를 받았다. 발병 초기부터 표적항암제를 쭉 복용해왔던 나는 당시 400mg에서 600mg으로 증량 복용 중이었다. 신약으로 바꾸고 나니, 하루에 한 번, 딱 100mg만 복용하면 된다는 게 비교할 바 없이 간편하고 몸도 가벼워진 느낌이었다. 마침 사랑하는 사람과 연애를 시작하면서 마음도 편해지고 몸에 살도 붙기 시작했다. 이제는 어느 누구도 나를 백혈병 환자라고 생각하는 사람은 없었다. 몸과 마음은 하나인 건지, 사랑하고 행복할수록 나는 몰라보게 건강해졌다.

제자리 걸음

행복했던 대학생활도 끝나고, 제주도에 있는 한 호텔에 취업했다. 백혈병을 만나 함께 생활한 지 3년이 되어가던 때였다. 신입사원으로서 정신없는 하루하루를 보내던 어느 날, 병원으로부터

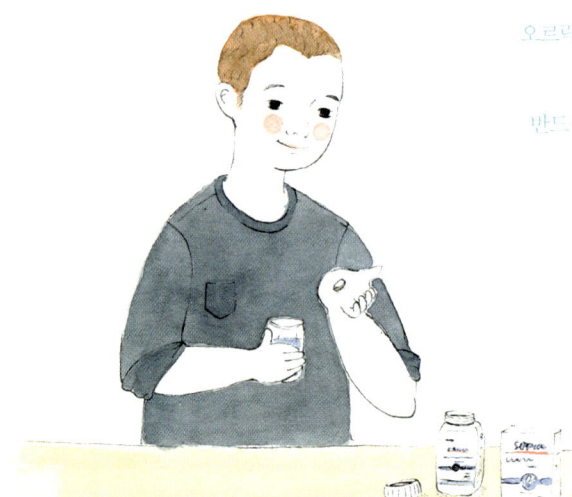

오르락내리락 순한 모퉁이를 돌아오며
얻은 교훈은 '마음이 행복하면
반드시 몸도 행복해진다'는 것이었다.
그래서 이제부터는 백혈병을
'나와 가장 가까운 친구',
'베스트프렌드'로 명명하고
더 배워나가야겠다고 다짐한다.

연락이 왔다. 지금 먹는 신약의 보험 문제로 이전 항암제를 다시 복용해야 한다는 것이었다. 지난 8개월간 복용해 왔던 신약을 갑자기 바꾸라고 해 처음에는 무척 당황스러웠지만, 다시 한 단계 아래의 약을 먹어도 될 만큼 몸 상태가 좋아졌다는 뜻이기도 했기에 오히려 기분이 좋아졌다.

이전 항암제로 바꾸고 1년째 치료를 지속하던 어느 날, 갑자기 몸이 굉장히 무겁다는 느낌이 들었다. 사회생활을 시작하면서 밤새워 일할 때가 많았으니 면역력이 떨어졌나 보다 생각했다. 신입사원이라서 바짝 긴장하고 지냈으니 내 몸도 스트레스 꽤나 받았겠지, 얼마 전 사랑하는 사람과도 이별했으니 몸이 말짱한 게 오히려 이상한 거겠지….

몸은 점점 말라갔고, 근무 중에도 참기 힘들 만큼 피로감이 몰려왔다.

견디다 못해 병원에 가니 역시나 몸 상태가 악화돼 있었다. 의사 선생님은 이제는 보험이 된다며 1년 전에 중단했던 약을 다시 처방해주었다. 모든 게 원점으로 돌아온 것이다.

내 몸의 작은 신호에 귀 기울이지 않고 세심하게 보살펴주지 않고 생업에만 매달렸던 게 뒤늦게 후회됐다. 이제부터라도 건강관리에 전념하기 위해 나는 호텔을 퇴직하기로 마음먹었다. 제주도에서의 직장 생활을 정리하고 집으로 돌아왔다. 마침 한겨울인 터라 외출도 거의 하지 않고 긴 휴식을 취했다. 그런데 활동적인 생활을 하지 않아서인지 다시 약을 바꾼 후 6개월 만에 신약에도 그만 내성이 생겨버렸다. 병원에서는 현 상태에서 치료를 계속하는 건 더 이상 의미가 없으니 이제는 더 큰 병원으로 옮기는 게 좋겠다고 했다.

3~6개월 남았습니다

세 번째로 옮긴 병원에서 내 차트를 쭉 검토한 주치의가 지난 3년 반 동안의 다른 병원에서의 치료 결과를 한눈에 이해할 수 있는 그래프로 즉석에서 만들어 보여준다. 뉴스에 나오는 주식현황 그래프처럼 들쭉날쭉 오르락내리락한 내 암 유전자 수치가 내가 보기에도 안쓰러웠다. 교수님은 "현 상태 그대로 유지된다면 3~6개월 정도의 시간만 남아있다"고 했다. 이어서 내성의 원인이 무엇인지 알아보아야 한다고 말하며 이러한 경우에 십중 팔구는 초기 표적항암제와 2세대 신약에서 듣지 않는 그 무시무시한 T315I 돌연변이일 거라고 말한다. 이제 내 나이 스물일곱. 시한부 선고를 받기엔 나는 너무도 어리다고 생각됐지만, 이미 머릿속에서는 지금껏 살아온 순간들이 주마등처럼 스쳐 지나가고 있었다. 그리고 그 순간, 문득 일이 하고 싶어졌다. 무언가 내가 존재했었다는 증거를 남기고 싶었다. 그날 이후 무작정 일자리를 찾기 시작했다.

다행히도 2011년 2월부터 새로운 3세대 신약 임상시험에 참여하며, 3~6개월 정도의 시간만 남아있다던 나는 아직 2년 넘게 살아있다. 그동안 여러 가지 시행착오를 겪으며 백혈병과 생활한 지도 벌써 6년이 지나가고 있다. 최근에는 암 유전자 수치도 눈에 띄게 줄어들며 안정을 찾아가고 있고, 하고 싶던 일도 다시 시작했다. 나는 아직 완치되지 못한 현재진행형 환자다.

오르락내리락 숱한 모퉁이를 돌아오며 얻은 교훈은 '마음이 행복하면 반드시 몸도 행복해진다'는 것이었다. 그간의 경험으로 미루어 짐작건대, 이 백혈병이라는 친구는 내가 두려워하고 멀리하면 할수록 더더욱 내 몸을 괴롭히는 놈이 분명하다. 그래서 이제부터는 백혈병을 '나와 가장 가까운 친구', '베스트프렌드'로 명명하고 더 배워나가야겠다고 다짐한다.

삶도, 백혈병도 꿋꿋이 현재진행형이기에 내가 할 일은 단 하나! 주어진 시간을 '베프'와 함께 더 행복하게 살아간다면, 나는 조금씩 더 건강해질 것이다.

매화나무 등걸에
새 꽃이
피어나듯

송택엽

예순아홉 노환자의
마지막 전투

　　　　　　며칠 전 외래진료 때 유전자 검사를 위해 채혈을 하고 온 터라, 떨리는 마음으로 환우회 홈페이지에 들어가 인터넷 환자수첩을 열었다. 내 눈으로 보고도 믿을 수가 없었다.

'유전자 검사 결과 0.00000?'

만성골수성백혈병 환자들이 그리도 바라는 '완전유전자반응'에 도달한 것이다. 미처 기대하지 않았던, 아니 기대하지 못했던 고무적인 결과에 컴퓨터를 껐다가 다시 켜고 확인해도 마찬가지다.

야심한 시각이었지만 '루 산우회' 회원에게 전화를 걸었다. 투병생활 중 종종 어려움을 하소연하거나 정보를 얻고 조언을 구했던 은인이다. 대뜸 "당신 때문에 내가 지금 '빵'을 여섯 개나 받았는데, 책임지세요!"라고 말했다. 어리둥절해하던 그 회원은 자초지종을 듣고는 자신의 일처럼 축하와 격려를 아끼지 않았다. "이제부터 관리만 잘하면 3년쯤 뒤에는 더 좋은 소식을 들을 수 있다"는 환우의 말에 나는 가슴이 벅차올라 잠을 이룰 수 없었다.

때마침 계절은 4월 하순, 세상은 온통 꽃천지였다. 발병 전에는 한겨울 영하 10℃의 추위에도 산책과 운동을 쉬지 않았던 나였지만, 항암치료의 부작용으로 찾아온 무력감 탓에 모든 운동을 중단했던 터였다.

용기를 내어 다시 운동을 시작했다. 일주일에 두어 번은 산에도 오르고, 사진반에 들어 강원도 동강 할미꽃 촬영도 다녀왔다. 우주센터가 있는 전남 고흥 나로도의 뒷산 410m 바위산 정상을 3시간 넘게 거뜬히 오르기도 했다. 식욕이 점차 살아나면서 형편없이 깡말랐던 얼굴도 차츰 정상으로 돌아왔다. 주변 사람들로부터 "몰라보게 얼굴이 좋아졌다"는 인사를 듣는다. 고목나무 매화 등걸에 다시 꽃이 피어난 것이다.

하늘의 선물에서 시험으로

2011년 3월, 만성골수성백혈병 확진을 받고 하늘이 노래졌다.

내 나이 예순아홉. 일흔이 내일모레인데, 과연 건강을 되찾을 수 있을지 확신할 수 없었던 게 사실이었다. 40여 년의 공직생활을 마치고 정년퇴직한 뒤, 여생을 알뜰히 살아보겠다는 욕심에 사진반, 수필반에도 가입했던 차에 맞닥뜨린 병마는 너무도 무서운 적이었고 가족에게는 무거운 짐이었다. 이제 와 하는 말이지만, 병원 옥상에 올라가 뛰어내려 생을 마감할 생각까지 했었다. 백혈병은 있는 재산, 없는 재산 다 까먹고 결국 자손에게 빚더미만 남기고 가는 병이라던데 내가 할 수 있는 최선의 선택은 하나밖에 없는 것 같았다.

이제 죽는구나 싶었던 내게 표적항암제는 하느님의 선물이었고 부작용쯤이야 거뜬히 이겨낼 수 있다고 믿었다. 그러나 약물치료 2년째에 접어들면서 점차 심해지는 부작용으로 삶의 의욕이 달아나고 다시 신을 저주할 수밖에 없었다.

계속되는 부작용으로 투약 22개월째에 약을 바꾸기로 했다. 일주일 만에 얼굴 부기가 빠지고 눈이 정상으로 돌아오는 것을 시작으로 오랜 시간 나를 괴롭혔던 그 많던 부작용 증세가 점차 줄어들어 갔다. 매번 정확한 시간을 지켜야 하고, 식사시간 간격을 지켜야 하는 등 약을 복용하는 데 힘든 점들도 있었지만 그래도 병이 나을 수 있다는 생각으로 견뎌냈다.

환자와 궁합이 맞는 약이 따로 있는 걸까. 한 달 후 외래 진료에서 만난 주치의 선생님은 "이제 더 엄살을 부려도 진통제나 안약 같은 보조치료제를 따로 처방해주지 않아도 되겠다"고 하신다. 희망이 보였다.

그런데 약을 바꾸고 2개월에 접어들던 무렵 극심한 가려움이 찾아왔다. 긁어도 긁어도 뼛속까지 가려운 지옥 같은 시간, 집사람과 힘께 온몸에 죽염을 바르며 뜬눈으로 밤을 지새워야 했다. 그리고 곧 몸살 기운처럼 전신에 힘이 모두 빠져나간 듯한 무력감이 찾아왔다. 기침과 함께 지난 2년여 동안 한 번도 없었던 가래가 생겼다. 얼굴과 손발이 완전히 메말라 주름이 깊어졌고, 눈이 퀭하게 패인 중환자의 모습이 되어갔다. 급기야 볼과 양팔에 수많은 반점이 생겼다. 두려움이 엄습했다.

'호랑이를 피해 사자 굴에 들어온 걸까?'

우려했던 신약 부작용이 나타나는가 보다. 괜찮을 거라고 애써 자위하던 어느 날, 열이 나며 온몸에 기운이 빠지고 순간적으로 의식도 몽롱해졌다. 난생처음 겪는 일이었다. 초봄의 불순한 일기 탓에 감기에 걸리고 말았다. 다행히도 촌간의 이 경험은 그 뒤론 나타나지 않았지만, 2년간의 투병생활 동안 감기만은 잘 이겨냈는데…. 서둘러 동네병원에서 감기약을 처방받고 고비를 넘겼다.

그동안의 고통을 하소연하며 엄살을 늘어놓았다. 교수님은 모든 게 정상이라며 "염려했던 간 수치도 문제없고, 초기에 복용했던 표적항암제의 독성이 빠져나가면서 몸이 신약의 부작용에 적응하느라 '금단현상과 신약 부작용'이 겹쳐서 온 것"이라고 했다. 신약 복용량을 조절하고 일주일이 지나자 감기 증상도 서서히 사라지고 기침과 가래, 콧물도 멎기 시작했다. 체력도 점점 살아났고, 그렇게나 고통스럽던 식사도 조금씩 순조로워졌다. 실로 오랜만에 허기와 식욕을 느끼고 모처럼 가족들과 함께 맛있는 중식을 즐길 수도 있게 됐다. 이제 한고비를 넘기는 건가 하며 새롭게 마음을 다잡았다.

아직은 너무도 조심스럽다.
회복기의 많은 환자들이 잠깐의 방심으로
돌이킬 수 없는 나락에 빠지는 모습을
누차 보아왔던 나다.

다시 한 번 몸과 마음을 바로 세우고
백혈병과의 마지막 전투에
전력을 다해 임하리라!

인생이란
나그네와 같아서

저 모퉁이에서 조금씩 밝은 빛이 보인다. 그러나 아직은 너무도 조심스럽다. 회복기의 많은 환자가 잠깐의 방심으로 돌이킬 수 없는 나락에 빠지는 모습을 누차 보아왔던 나다. 불가에서 말하길, 녹은 쇠에서 생기지만 가만두면 점점 그 쇠를 먹어버리고 만다고 했다. 그래, 다시 한 번 몸과 마음을 바로 세우고 백혈병과의 마지막 전투에 전력을 다해 임하리라!

인생이란 나그네와 같아서 두 발을 잠시도 멈출 수 없네. 날마다 앞을 향해 나아가건만 앞길은 또 얼마나 될까.

백낙천의 시구가 새삼 가슴을 울리는 밤이다.

New 문경 스타일

송문경

잔인한 생일

백혈병 의증 진단서를 받아드는 날은 내 생일이었다. 하루라도 빨리 큰 병원에 가보라는 말을 듣고 진료실을 나서는 순간 지난 몇 년간의 고군분투가 파노라마처럼 눈앞에 스쳐 지나갔다. '아직 결혼도 안 한 30대 창창한 나이에 죽을 수도 있는 거구나, 내가 뭘 위해 그렇게 쉬지 않고 일해온 걸까….'

스물아홉에 입사한 패션회사에서 6년 동안 영업 MD로 근무했고, 서른다섯 살에 독립해 청계천에서 개인사업을 시작했다. 폭우와 폭염, 폭설

'그래, 일만 잘해서는 사업에서 성공하기 어렵지!
할 수 있는 모든 것을 다하자!'
안 하던 운동을 배우다 보니 몸에 무리가 갔는지,
몸 곳곳에 멍이 생기기 시작했다.

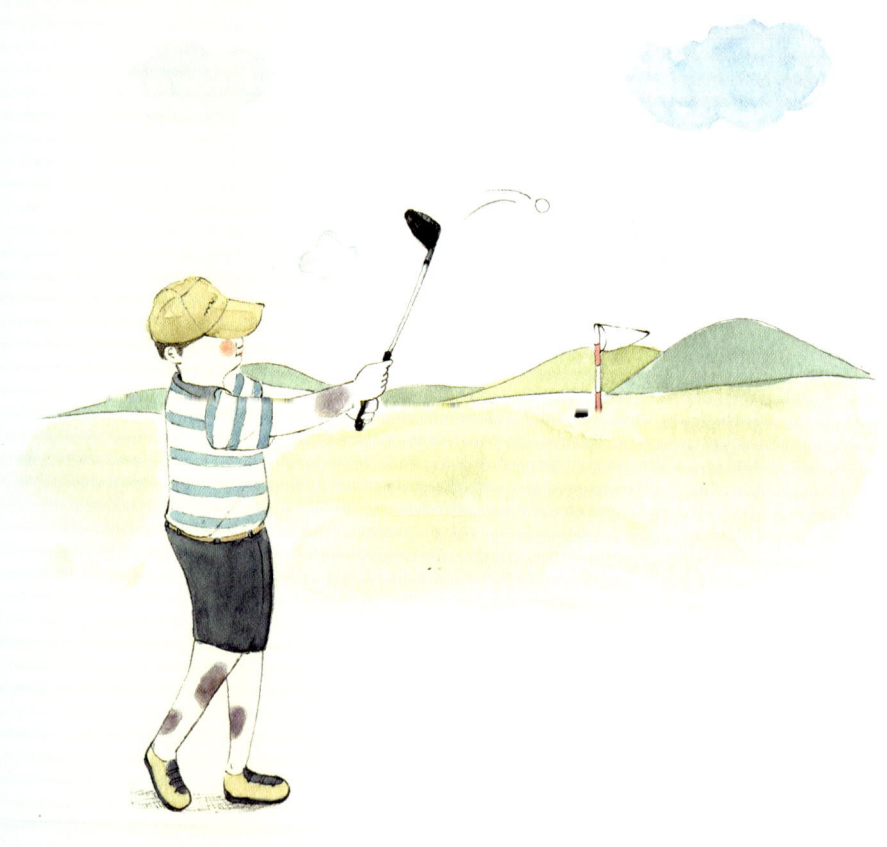

을 뚫고 불철주야 참 뜨겁게 살아왔다. 일일이 거래처를 쫓아다니며 고객을 직접 만나고, 새로운 아이디어가 있으면 받아들였다. 거래처의 목소리를 직접 듣다 보니 이를 반영하기 위한 긴급회의도 자주 소집하게 됐다. 최선책이 나올 때까지 동료들과 허심탄회하게 토론하고, 실제적인 결과로 나타나도록 업무를 구체적으로 배분하고 단계마다 이를 확인해가며 일을 챙겼다.

완벽을 넘어 감동을 목표로 '1년 365일 쉬지 않는 회사'라는 약속 아래 단 한 번의 예외 없이 제품을 공급해왔다. 일한 만큼 대가를 못 받을 때도 많았고, 좁은 사무실 바닥에 골판지 깔고 잠을 청하던 날도 허다했지만, 내 삶을 좀 더 탄탄하게 만들고 있다는 보람은 또 다가올 하루를 열정적으로 살아낼 에너지를 만들어내기에 충분했다. …그랬었다.

2012년 2월 아침, 눈을 뜨니 천장이 빙빙 돌고 어지러웠다. 이런 적이 없었는데, 나도 나이를 먹는 건가 생각하며 출근길에 인터넷을 검색해봤다. '이석증'이라는 질환일 가능성이 높은 것 같았다. 점심시간에 짬을 내어 이비인후과에서 진료를 받고, 신경안정제 처방과 함께 이석증 방지용 운동법까지 배워왔다. 어지럼증은 차차 나아졌다.

3개월가량 지나 나는 골프를 배우기 시작했다. 남자가 사회생활하려면 골프는 필수라는 선배들의 조언에 더 지체하지 말자는 생각이 들어서였다.

'그래, 일만 잘해서는 사업에서 성공하기 어렵지! 할 수 있는 모든 것을 다하자!'

안 하던 운동을 배우다 보니 몸에 무리가 갔는지, 몸 곳곳에 멍이 생기기 시작했다.

어느 날 복부 양옆과 중앙에 큰 멍 3~4개가 눈에 띄었다. 배는 어디에 부딪힌 적도 없는데 왜 멍이 생겼는지 이해가 가지 않았지만 '뭐 스윙 연습하다 마찰이 생긴 거겠지' 대수롭지 않게 넘겼다. 마른기침이 끊이지 않고 식은땀이 늘면서 거래처에서 돌아오는 길에 사무실 근처 병원을 찾아갔다.

산업역군, 약하디약한 환자가 되다

눈물 콧물 짜는 아련한 추억을 기대했다면 실망할 일이다. 백혈병이라는 예상치 못한 동반자와 맞닥뜨리면서 나는 더욱 건강하고 긍정적인 남자가 되었으니 말이다.

일단 벌어진 상황을 받아들이는 게 급선무였다. 연세 많은 부모님이 받을 충격이 걱정돼 큰누나를 찾아가 상의했다. 만성골수성백혈병이라는 생소하기 그지없는 병명을 검색하면서, 치료도 가능하고 평생 약을 복용하면서 살 수 있다는 정보에 희망을 품어보기도 했다.

본격적인 치료가 시작됐다. 표적항암제 복용 초기에는 부작용이 많았다. 코피가 멈추지 않아서 응급실을 찾기도 했고, 심한 다리 통증으로 잠을 설치기 일쑤였다. 길을 걷다가 다리가 너무 저려 그 자리에 주저앉기도 했다. 이런 내 모습이 처량하게 느껴졌고 고통을 참기 힘들어 울기도

했다.

  항암제를 복용한 지 2주째 되던 어느 날 밤, 갑자기 고열이 나기 시작했다. 불안한 마음에 인터넷을 검색해보니, 타이레놀을 복용해도 진전이 없을 땐 응급실로 가야 한다고 했다. 응급실 검사결과 염증 수치가 높다고 해 항생제를 투여하자 항암제와 충돌이 생겼는지 온몸에 피부 발진이 생기기 시작했다. 일주일 동안 응급실에서 치료를 이어갔다. 항암제 복용량을 늘렸다가 줄였다가 조절하며 치료를 이어가는 동안 부작용도 점차 누그러들었다.

  항암제 세 알을 복용하면서부터는 피부 발진과 다리 저림, 통증도 사라져갔다. 3개월째 됐을 때 골수검사와 유전자 검사를 받았다. 검사결과는 한 달 후에나 나온단다. 초조했지만 바로 지금 나의 삶에 충실하면서 기다리는 수밖에 방도가 없다는 것을 잘 알고 있었다.

다시 '업그레이드 스타일'로!

  검사결과는 좋은 것으로 나타났다. 주치의도 "베스트는 아니어도 우수한 편에 속한다"면서 부작용이 줄었으니 항암제도 다시 정량으로 복용하사고 하신다. 기왕 하는 일이라면 최선을 다해 최고의 성과를 내자는 것이 내 스타일이었기에, 베스트가 아니라는 사실이 조금은 아쉬운 마음이 들었다.

  그래도 우수한 게 어디냐, 부작용 때문에 정량을 복용하지 않아서 그랬던 거야. 스스로를 다독이며 나는 더 열심히 치료받기로 마음먹었다.

나의 기본적인 치료 원칙은 주치의의 지시대로 움직이는 것이다. 약 먹을 때 정확한 시간을 지켜야 한다는 교수님 말씀대로 움직였다. 약 먹는 시간은 무슨 일이 있어도 반드시 지켰다. 시간 오차 범위는 5분 내로 한정시켰고, 되도록 매일 아침 정확한 시간에 항암제를 먹었다. 6개월째 됐을 때, 교수님으로부터 '베스트'라고 인정받았다. 골수검사 결과, 암 염색체 0, 유전자는 5.5%를 기록했다고 한다. 발병 전 날렵한 얼굴선이 그리워 신약으로 바꾸고 싶다는 욕심이 내심 있었는데, 치료경과가 좋다고 하니 이보다 더 좋을 수 없었.

'그래, 좀 더 열심히 하면 완전히 나을 수도 있겠구나!'

그 좋아하던 야구, 농구도 못했지만, 그 좋아하던 술도 참아가며 투병에 올인했지만, 그렇게 절제하며 내 건강을 돌봐왔던 게 이렇게 효과가 있었구나 생각하니 더욱 의욕이 샘솟았다.

그랬다. 내 사전에 '적당히'란 없었다. 전 세계적인 경기불황 속에도 단 한 번도 업무에 지장이 생긴 적이 없었던 이유다. 물론, 위기도 많았지만 시행착오야말로 단단한 디딤돌이 되어줬다. 업무상 외부에서 음식을 섭취할 땐 어떤 재료가 들어간 요리인지 꼭 물어보는 습관도 들였다. 초기에 후식으로 나온 석류주스를 무심코 마시다 부작용으로 된통 고생한 적이 있기 때문이다. '돌다리도 두들겨 보고 건너라'는 속담을 되뇌고 또 되뇌는 이유다.

쉬지 말고 뛰자, 혈액처럼!

● 　　　　　　　　기억이란 물질을 통해서만 덧댈 수 있는 법인지도 모르겠다. 저 혼자서는 곱씹어지지가 않고, 낡고 변색한 일기장이라도 있어야 두근거리던 첫 다짐이 떠오르고 어느 해 여름 긴 논쟁을 마치고 붉으락푸르락한 얼굴로 사수와 함께 걸어가던 노을 진 퇴근길이 생각날 따름이다.

뭐, 장사하다 보면 잘 될 때도 있고 안 될 때도 있게 마련 아니던가. 끝없는 투병 속에서도, 장기불황 속에도 오히려 한층 더 즐거운 마음으로 일하려고 노력 중이다. 터널을 지나는 동안 힘든 시기를 보낸 건 사실이지만, 보란 듯이 멋지게 통과해낼 자신이 있다.

나를 더 강한 산업역군으로 갱생시켜 준 만성골수성백혈병이라는 친구. 그러고 보면 인생이란 게 결코 손해만 보는 장사는 아니라는 생각이 든다.

나는 건강한 '출퇴근 암 환자족'

임길수(가명)

예상치 못한 복병의 출현

스물한 살, 입대를 위해 병무청에서 신검을 받던 중 혈액 수치에 이상이 있다는 사실을 알게 됐다. 당시 백혈구 수치는 8만 5,000. 정상 수치의 최대치인 1만이 훌쩍 넘는다며 군의관이 서둘러 민간병원에 가보란다.

2012년 2월, 나는 만성골수성백혈병 환자 명단에 이름을 올렸다. 종합병원에서 확진을 받고 나서도 병무청에서 이미 한 번 혈액질환이 있다는 말을 들어서인지 별다른 느낌이 없었다. 처음에는 내가 생각해도 이상할 정도로 무덤덤하게 병원 문을 나섰다.

백혈병 환자 명단에
이름을 올리다

지난해 폐암 투병 끝에 돌아가신 아버지가 마지막으로 남긴 말씀이 "몸 관리 잘하라"는 거였는데, 집안의 장남이자 가장인 내가 백혈병이라고? 딱히 효자는 아니었지만, 세상에 이런 불효가 또 어디 있나….

다행인지 불행인지 백혈병 발병 덕에 나는 군 복무 의무를 면제받았다. 친구들은 너무나도 부러워하지만, 나는 기뻐할 수가 없었다.

내가 아는 백혈병은 죽는 병이었다. 값비싼 항암치료를 받느라 가정경제를 파탄내고 결국은 죽는 병이었다. 드라마 주인공들의 로맨스를 비극적인 결말로 이끌었던 바로 그 병이었다. 실제로 불과 몇 년 전만 해도 만성골수성백혈병은 항암요법과 골수이식이 유일한 치료법이었다고 했다. 골수이식으로 완치가 안 되면 3~5년 이내에 죽는 불치병이었다는 사실을 인터넷에서 보고 가슴을 쓸어내리기도 했다.

주치의 선생님은 "요즘은 매일 약만 잘 먹어도 괜찮은 병이 됐으니 걱정 말고 지금부터 꾸준히 치료하면 된다"는 말로 나를 안도하게 했다. 비련의 주인공이라도 매일 치료제만 먹으면 정상적인 생활이 가능하게 됐다는 말을 듣자, 비로소 이 병에 적극적으로 대처해야겠다는 의욕이 솟았다. 평생 내 몸을 돌봐야 한다면 만성골수성백혈병의 전문가가 돼야 주치의 선생님은 "요즘은 매일 약만 잘 먹어도 괜찮은 병이 됐으니 걱정 말고 지금부터 꾸준히 치료하면 된다"는 말로 나를 안도하게 했다.
비련의 주인공이라도 매일 치료제만 먹으면 정상적인 생활이 가능하게 됐다는 말을 듣자.

비로소 이 병에 적극적으로 대처해야겠다는 의욕이 솟았다.

한다는 생각이 들었다.

무엇보다도 다행스러운 사실은 이 예상치 못했던 복병을 초기에 발견했다는 것이었다. 거기에 운 좋게도 하루에 딱 한 번, 100mg만 먹으면 되는 차세대 만성골수성백혈병 표적항암제를 처방받아 비교적 손쉬운 약물 치료에 돌입했다. 복용 초반 몸살 기운 같은 게 느껴져 잠시 앓았던 것을 제외하고는 특별한 부작용이 없으니, 나에게는 안성맞춤인 약인 것 같다.

주치의 선생님의 말씀으로는, 전체 백혈병 환자 4명 중 3명꼴로 부작용 없이 암세포를 죽이는 표적항암제 효능이 나타난다고 했다. 그 행운아들은 약 복용과 더불어 30년 이상 생명을 연장할 수 있다니, 희망이 보였다. 덤덤한 척했지만 지푸라기라도 잡는 심정으로 희망의 끈을 붙들고 싶었던 나였다.

약효가 잘 듣지 않는 백혈병 환자의 경우에는 아직도 매년 몇 차례의 항암치료를 받고 골수이식을 해야만 하는 어려운 치료 과정을 통하여 새 삶을 얻을 수 있다는데, 나는 그야말로 불행 중 다행으로 '천운'을 타고난 것이라는 생각마저 들었다.

환자이자 전문가가 되자!

백혈병은 평범한 대학생으로 살아가던 내 삶에 커다란 변화를 가져왔고 인생의 전환점이 되었다. 문득 나 스스로 병에 적극적으로 대처해야겠다는 자각이 들었고, 평생 재발을 염두에 둬야 한다면 전문가가 되자는 각오가 섰다. 인터넷과 서점을 뒤져 백혈병에 대해 공부하고, 하나하나 실천하려고 노력했다. 발병 초기에 잠깐 병원 신세를 지고, 약이 잘 듣는지에 대한 검사와 진단을 위해 며칠 동안 입원한 뒤 나는 일반 환자들처럼 집과 병원을 오가며 치료를 받고 있다. "진지하게 받아들이되 크게 동요하지 말라"는 주치의 선생님의 지령을 나는 잘 지켜나가는 중이다. 이제는 골수검사도 전혀 긴장이 되지 않아, 얼마 전에는 엎드린 상태로 스마트폰을 들여다보고 있다가 인턴 선생님에게 주의를 받은 적도 있다.

물론 백혈병 때문에 포기한 것도 한둘이 아니다. 남자들의 군대 이야기에 끼지 못하는 처지가 됐고, 사람들 만나는 걸 좋아해 일주일에 한 번 정도는 가졌던 술자리도 멀리하게 됐다. MT 같은 과 행사에도 슬슬 안 나가게 됐다. 그래서 친구들과 굳게 약속했다. 반드시 빨리 나아서 다 같이 드나들던 단골집에서 밤새워 술 마시는 축하파티 한 번 열자고 말이다.

발병한 지 어느덧 1년 하고도 6개월이 훌쩍 지나갔다. 시간 맞춰 알약을 챙겨 먹는 것을 제외하면, 나는 예전과 거의 변함없이 잘 지내고 있다. 아직 완치에 이르지 못한 엄연한 환자이지만, 그와 동시에 그 누구보다도 만성골수성백혈병을 잘 알고 잘 다루는 전문가가 되려고 노력 중이다.

마음가짐을 바꾸고 나니 삶을 대하는 태도도 크게 달라졌다. 아픈 나를 해고하지 않고 배려해주며 13개월 동안 같이 일해 준 동료들도 고맙고, 병이 다 나으면 그 좋아하던 술 한 번 거하게 쏜다며 용기를 북돋워주는 친구들도 고맙다. 고마운 대상이 점점 많아지고, 그 마음을 표하고 나누면서 나는 이전보다 더 많이 웃으며 살고 있다.

세상을 미워해본 적은 있지만 단 한 번도 백혈병을 미워해본 적은 없다. 오히려 젊은 날 백혈병을 만나 삶을 더 진지하고 깊게 바라볼 수 있었고, 매 순간을 소중하게 보낼 수 있게 됐다는 게 고맙고 또 고맙다.

나를 위한 하루 알약

김신자

너무 쉽게 주저앉은 죄

내가 백혈병 판정을 받았던 2002년 7월은 마침 백혈병 환자들의 시위가 TV 뉴스에까지 등장하던 시기였다. 의료보험이 되지 않아 매월 300만 원을 호가하는 약값과 그마저도 마음 편히 구할 수 없는 현실 때문이었다. 내 처지에 백혈병이라니…. 골수이식을 권하는 의사 앞에서 나는 절망을 넘어 추위를 느꼈다. 무엇 때문에 허덕거리며 살아왔나 주위를 둘러봐도 나 혼자 덩그러니 서 있는 것 같았다. 나는 맥없이 주저앉아 조용히 삶을 포기하고 있었다.

다른 치료에 매달리며 2년 3개월 정도 지났을까. 나는 여전히 살아있었고, 들끓었던 마음에도 평안이 자리 잡았다. 치료를 포기하고 마음을 비우니 신기하게도 두려움이 사라지고 살고 싶은 욕망과 세상 모든 아름다운 것들이 눈에 들어왔다. 물론 수많은 장벽이 곳곳에 산재해 있었지만.

오랜 기간 동안 의학적인 치료를 포기한 탓에 왼쪽 복부에 커다란 혹 같은 게 만져졌고, 급기야 호흡곤란으로 응급실에 실려 갔다. 비장이 너무 커졌다는 사실을 그제야 알았다. 내 몸을 찬찬히 살펴본 의사는 "아직 만성기를 유지하고 있는 게 기적"이라고 했다. 임상병리사가 기록하기를, 당시 나의 백혈구 수치가 너무 높아 기계로 측정하는 게 불가능해 하나씩 숫자를 세어 기록했다고 적혀 있었다.

열 가지 소원

세 자식을 키우느라 치료를 포기하고 나를 잃어버린 지 오래였다. 그러나 이제는 살고 싶다. 이제부터의 싸움은 나를 찾는 싸움이었다.

'그래, 어디 한 번 살아보자!'

2004년 말, 내 병의 최고권위자를 수소문해 찾아갔다. 한여름 장맛비가 세차게 내린다. 창밖을 보며 열 가지 소원을 빌었다. 지금까지 만나온 의사들처럼 권위의식이 없는 분이길, 환자를 우선 생각해주시는 분이길, 긍정의 힘을 갖고 또 나눠주시는 분이길, 마지막으로 가진 돈은 없지만 부끄럽지 않게 치료받을 수 있도록 마음 써주시는 분이길….

훗날 가족에게 이 소원을 말했더니 바라는 것도 참 많다며 혀를 끌끌 찼다. 그러나 꿈을 품어야 이뤄질 '거리'도 생긴다고, 신은 나의 소원을 말끔히 들어주셨다. 한눈에도 친근한 교수님이 "왜 지난 2년간의 진료 기록이 없느냐"고 물어보신다.

너무 쉽게 삶을 놓아버린 죄를 선뜻 고백하기가 부끄러웠다. 손등으로 눈물이 떨어졌다. 말없이 기다려주신 교수님이 지금 생각해도 한없이 고맙다. 이윽고 자초지종을 말씀드리니 "그동안 내 몸을 지탱하는 좋은 피는 다 죽었다고 생각하라"고 따끔하게 말씀하셨다. 그리고 지금부터는 부작용이 다른 환자들보다 더 자주 생길 거라고 말했다. "지금이라도 내게 온 이상 최선을 다해 고쳐볼 테니, 스스로 반드시 나을 거라는 믿음을 놓지 말고 잘 따라와야 한다"고도 하셨다. 길지 않은 말에 힘을 주어 말씀하시는 교수님과의 첫 대면 후, 나는 천군만마를 얻은 듯 힘이 솟았다. 표적항암제를 복용하는 것부터 시작하고 경과를 두고 보자는 교수님을 뒤로하고 나오면서 나는 열 가지 기도가 다 이루어졌다는 걸 알았다. 신이 날 가엾이 여겨 모든 걸 준비해 놓으셨구나!

혹독한 치료 '먹어야 산다!'

2006년 1월 18일. 약 1년간의 치료에도 암 유전자는 좀처럼 줄지 않았다. 부작용은 점점 늘어나기 시작해서 사흘이 지나니 심한 두통과 구토로 일어날 수도 없을 정도로 고통스러웠다. 이틀 뒤에는 머리에서 물이 흘러내리는 듯 정신이 하나도 없었다. 귀에서 윙윙거리는 소리가 들리고, 망치로 맞은 듯한 통증이 온몸을 짓눌렀다. 입이 바짝 마르는 것 같아 물을 마시면 바로 토하기 일쑤였다. 엄마 곁에 붙어 앉아 숟가락으로 물을 떠먹이는 막내를 보고 다시금 힘을 낸다.

'사랑한다. 아가야, 엄마 다시는 포기하지 않고 꼭 이겨낼게!'

역시 암이란 게 만만한 놈은 아니었다. 약을 바꾼 후 며칠 뒤 나는 휠체어에 실린 채로 한쪽 손에 봉지를 움켜쥐고 토하며 응급실로 실려 와야 했다. 아이러니하게도 병원에 들어오니 안심이 됐다. 자정 넘어 진통제와 함께 혈소판 주사를 맞고 잠을 청했다. 으슬으슬 몸이 떨리고 심장이 세차게 뛰지만, 나를 살려주실 분들이 계신 곳이니 두렵지 않았다. 시간이 지나면서 온몸을 덮은 발진이 점점 더 심해지는 것 같다.

응급실로 첫 회진을 오신 교수님에게 투정을 부렸다. 아프면 아기가 된다던데, 나는 점점 철없는 어린아이가 되고 있는 것만 같았다.

설날 연휴인 터라 다른 환자들은 대거 퇴원하여, 입원실에서 같은 환자들끼리 친해지는 계기가 됐다. 서로 돕고 의지할 수 있는 친구가 생긴다는 게 이렇게 든든한 일일 줄이야! 순식간에 이름까지 부르며 친해진 앞 침대 환우가 집에 가고 싶다고 고집을 부렸다. 명절이 되니 부쩍 가족이 그리웠던 모양이었다. 병실을 나선 환우는 강원도 집에 도착도 못 하고 다시 내 앞으로 돌아와 끝내 의식을 잃고 하늘로 떠났다.

밤새 무서워 울기만 했다.

'나도 이렇게 허망하게 죽을 수도 있겠구나…. 교수님, 제발 빨리 와주

세요!'

꼭 어미 잃은 새끼 같았다.

충격 탓인지 다음날부터 가슴이 아파오기 시작하더니 점점 숨쉬기가 힘들어졌다. 열이 39.6℃까지 올랐다. 폐렴으로 항생제, 해열제, 진통제를 투여한 지 얼마 후, 병실에 오신 교수님을 보자마자 마치 엄마가 온 것처럼 마음이 놓인다. 모든 걸 알아서 해주실 것만 같아서 아픈 와중에도 편안한 마음으로 깊이 잠들 수 있었다. 이날 이후 우리 병실에서는 교수님을 '회진 엄마'라고 부르게 됐다.

치료 수칙 No.1 '회진 엄마' 말씀 잘 듣기

폐렴과 신약의 부작용으로 항생제와 함께 스테로이드제를 계속 투여받았다. 덕분에 근 일주일이나 나를 괴롭혔던 두드러기와 물집이 순식간에 쏙 들어갔다. 오랜만에 몸과 마음이 가볍다. 심한 두통으로 CT 촬영을 하고 병실로 돌아왔는데 창밖에 함박눈이 내린다. 참 예쁘다…. 넋 놓고 감상하다 땅 위에 소복이 쌓인 눈을 보니, 문득 집이 걱정된다. 사람 마음이 이렇게 간사하다.

늘어난 암세포를 없애느라 항암제 치료를 계속 해야 했고, 반복되는 두통과 발진, 설사 때문에 스테로이드제와 설사약 복용을 반복했다. 이해할 수 없게도 밥맛은 전에 없이 좋아졌다. 덕분에 체중이 무려 10kg이나 늘어, 운동해보겠다고 아령을 들었다가 오른팔 피부 속으로 출혈이 생겨

고생 꽤나 해야 했다.

  백혈병 초기에 치료를 하지 않은 것이 화근이 되어 내 병은 신약 투여에도 불구하고 좀처럼 호전되지 않았고, 부작용은 계속되어 2006년 3월 23일에는 백혈구 촉진제를 맞았다. 어깨에 맞는 조그만 주사인데, 작은 고추가 맵다더니 정말이지 눈물 쏙 빠질 만큼 아팠다. 균 배양 검사와 심장초음파 검사를 하고 항생제 주사를 맞았다. 전해질 수치를 올려야 한다고 해 틈나는 대로 오렌지주스를 마셨다. 항암제 투여는 계속되었지만 그 후로도 퇴원과 입원은 계속되었고 무서운 골수검사도 3~6개월마다 계속되었지만 서서히 적응해가며 예전만큼 두렵지 않게 됐다.

  또 한 계절이 지나가고, 다시 여름이 왔다. 1년 6개월간의 끝없는 '회진 엄마'의 지령을 꽤 철두철미하게 실행에 옮겨서일까, 신약 임상시험에 참여한 후 처음으로 일상생활이 가능해졌다. 예전에는 오직 나와 나의 고통만 눈에 들어왔는데, 이제 비로소 주위 사람과 주변 상황이 눈에 들어온다.

  수혈과 백혈구 촉진제도 맞고 약 복용량을 늘렸다 줄였나 소질하며 혈액 수치의 업/다운이 계속되었지만, 그 사이 나는 다시 혼자서 전철도 타고 걷기도, 뛰기도 하며 서서히 정상적인 생활을 해나갈 수 있게 됐다. 얼마 전까지만 해도 상상조차 못 했던 일들을 이렇게 아무렇지 않게 하고 있다니, 더 열심히 치료받아야겠다는 의욕이 샘솟는다.

  물론 여전히 녹록지 않은 일들도 많았다. 수혈받고 집으로 돌아오는 길, 지하철 안에서 오들오들 떨고 있을 때면 '그래, 나는 아직 백혈병 환자구나!'라는 자각과 함께 나 자신을 돌아보게 되곤 했다. 어느 누구도 지식과 지혜를 끌어모아 나의 병을 고치려고 애쓰는 의료진들.
그들을 믿고 동병상련의 정을 나누는 환우들. 전에는 몰랐던 인간에 대한
신뢰가 하루하루 나를 더 건강하게 하고 있다.
고개를 돌려 보니 혹한을 이겨낸 들꽃이 파릇파릇 고개를 내밀고 있다.

그래, 나의 봄날은 또 온다!

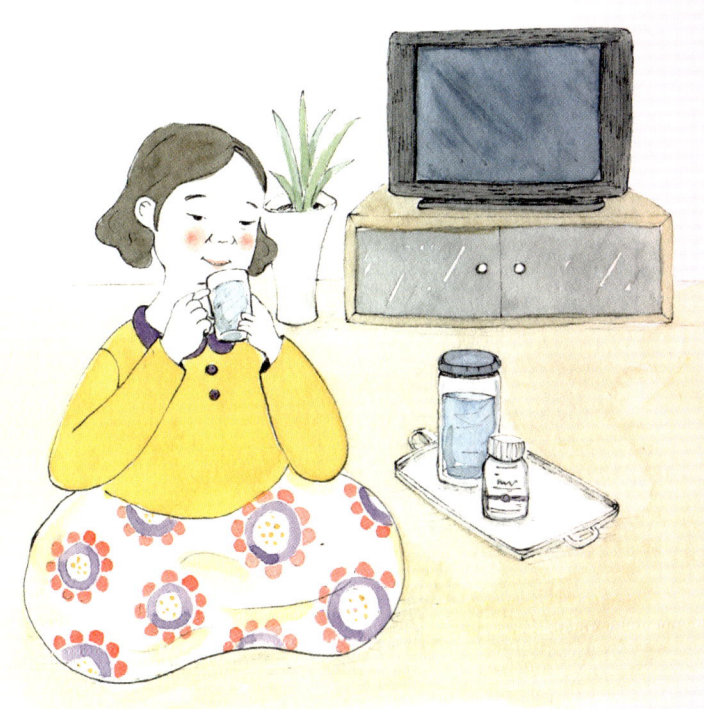

"어디 아프세요?"라는 말 한마디 건네지 않는 대중 속의 고독 또한 받아들여야 했다. 누구 하나 나서서 챙겨주는 이 없으니, 내 몸을 더 잘 돌보고 사랑해야 한다는 걸 알게 됐다는 것도 다행이다.

다시, 봄날은 온다

일주일만 지나면 꽃 피는 춘삼월이다. 그동안 치료해준 교수님을 따라 옮긴 새 병원에서의 첫 진료일. 크고 웅장한 병원 건물에 감탄하며 산책 삼아 건물 곳곳을 둘러본다. '나를 잘 치료하기 위해 이렇게나 아름답고 편리하게 지어놨구나!' 생각하다 말고 스스로도 우스워 소리 내어 웃고 말았다. 백혈병 환자가 되고 나서 나는 이렇게나 다른 사람이 됐다.

2012년 12월 중순, 7년간의 기나긴 신약 임상시험을 종료하고 잠시 복용하던 약을 중단했다. 10년 가까이의 투병으로 나는 이제 완전염색체반응, 주요유전자반응을 모두 얻었다. 잠시라도 약을 안 먹으니 몸은 오히려 가볍다. 내장도 다 부어있었던 걸까, 소화는 또 어찌나 잘 되던지! 빨리 완치되어 영원히 항암제를 안 먹어도 되는 날이 오길 더욱 간절히 바라게 됐다.

해가 바뀌어 용량을 60mg으로 감량하여 복용하기 시작했다. 다시 쉬었다 항암제를 복용하니 부작용이 시작된 것인가? 왠지 다리가 아픈 것 같다. 지난 외래진료 때 다리가 아프다고 하소연했다가 "그동안 더 많은 용량을 투약해 왔는데 고작 60mg 갖고 다리 아픈 건 말이 안 된다"면서 체중을 빼라고 혼이 났다. 체중관리 안 하면 한꺼번에 무너질 수 있다며 따끔하게 나무라시는 교수님께 "고맙습니다"라고 꾸벅 인사하고 나왔다.

처음 백혈병에 걸린 후 2년 넘게 다른 치료에 매달려 뒤늦게 제대로 된 항암제 치료를 하며 수많은 삶과 죽음의 고비를 넘나들면서 내 주변에 날 사랑해주는 사람들이 생각보다 훨씬 많다는 걸 비로소 알게 됐다. 지식과 지혜를 끌어모아 나의 병을 고치려고 애쓰는 의료진들, 그들을 믿고 동병상련의 정을 나누는 환우들, 전에는 몰랐던 인간에 대한 신뢰가 하루하루 나를 더 건강하게 하고 있다.

고개를 돌려보니 혹한을 이겨낸 들꽃이 파릇파릇 고개를 내밀고 있다. 그래, 나의 봄날은 또 온다!

멀고도 먼
효자가
되는 길

최호준

가장으로
우뚝 서다

　　　　　　　내가 사회에 나와 처음 번 돈을 받으셨을 때의 아버지 표정이 아직도 선명하다. 그때 아버지는 폐결핵으로 몸져누워 계신 상태였다. 그런데도 아버지는 당장 덩실덩실 춤이라 출 것처럼 기뻐하셨다. 마치 내가 장원급제라도 한 것처럼 자랑스러워하셨다. 사회 초년생의 빤한 월급이지만 그것을 잊지 않고 부모 앞에 가져온 것을 대견해하셨으리라. 더 열심히 일해서 우리 집을 일으키고 부모님을 편히 모시겠다는 굳은 다짐이 절로 나왔다. 일이 고됐지만 돌아갈 집이 있고 함께 하는 가족이 있기에 그것만으로 내 청춘은 충분히 보상받는다고 생각했다. 어느 날 나의 그 보람찬 출근길에 아버지는 집에서 돌아가셨다. 그리고 나는 준비도 없이 어머니와 동생을 건사해야 하는 집안의 가장이 됐다.

효도는 나를 낳고 길러주신 부모님께 은혜를 갚는 것이다. 그건 곧 부모와 자식으로 맺게 된 연을 곱게 여기고 최선을 다하는 아름다움이다. 물론 효도를 하는 데에는 여러 가지 방법이 있다. 부모가 원하는 대로 자라기만 해도 효도인 자식도 있고, 부와 명성까지 안겨드리는 자식들도 있다. 욕심 없이 살아오신 우리 부모님처럼 나도 소박하게나마 그 책무를 다하고 싶었다. 딴 데 한눈팔지 않고 착실하게 돈을 모아 경기도 양주에 조그마한 아파트도 장만하고, 이만하면 되겠다 싶은 여자와 결혼해 며느리도 안겨 드렸다. 하지만 1년 반을 계속 부부 싸움과 스트레스로 힘든 날을 보내며 우리 부부는 합의 이혼하기에 이르렀다. 아무것도 가진 것이 없었던 나는 홀가분하게 다시 새 생활을 시작했다. 그리고 이혼의 아픔을 채 달래기도 전에 2009년 백혈병이 찾아왔다.

살아야 할 의무를
방치하다

집 주변 병원에서 의사 선생님으로부터 백혈병이란 단어를 듣자마자 난 오래전에 떠난 내 친구를 떠올렸다. 그 친구는 골수이식 수술을 하루 남기고 공유자 부모의 반대로 골수를 받지 못

하고 그만 하늘나라로 가버렸다.

'별 증상이 없는데 설마 내가 죽기야 하겠어'라는 생각을 하며 '설령 죽는다 한들…'이란 무시무시한 절망까지 짙게 깔렸었다. 그리고 아무 치료도 받지 않고 평상시처럼 일을 했다. 그러던 중 다리에 붓기가 오르더니 급기야는 비장이 너무 커져서 조금도 움직이질 못했다. 한 번 터진 코피는 멈추지 않았고 결국 주변 사람들이 부른 119 구급차에 실려갔다.

극도로 악화된 내 몸 상태 때문에 애꿎은 동생만 의사 선생님에게 혼이 났다. 응급실에서 만성골수성백혈병 진단을 받고 20일 정도 입원한 뒤 마지막 희망을 안고 백혈병 신약 임상시험에 참여하게 되었다.

그러나 너무 늦게 치료를 시작한 탓인지 염색체 수치와 유전자 수치는 좀처럼 감소하지 않고 치료 6개월 만에 T315I 돌연변이가 생겨 임상시험을 중단하여야만 했다. T315I 돌연변이는 모든 표적항암제가 듣지 않아 나는 새로운 3세대 신약 임상시험에 참여하며 골수이식을 준비하여야 했다.

교수님은 여기서 더 늦으면 병이 진행할 수도 있고, 나이가 있어서 이식하기도 힘들다며 서두르자고 하셨다. 그러나 누나와 동생이 유전자 검사를 했지만 적합하지 않았다. 나는 다시 한 번 크게 절망하고 말았다. 왜 내게 이런 불행이 계속해서 오는지 무너지는 심정을 가눌 길이 없었다. 1년 6개월간의 임상시험으로 하루하루 연명해가던 어느 날, 국내에 골수 기증자 중 맞는 사람이 나타났다고 하시며 빨리 준비하자고 하셨다.

아름다운 라이트핑크,
골수

2012년 7월 드디어, 골수이식 준비를 하며 무균실에 입원했다. 옆 병상에 입원한 아저씨와 말을 주고받으며 이식에 대한 염려를 떨치려고 노력했다. 같은 병을 앓고 있으니 이런저런 할 얘기도 많았다. 그런데 가만 보니 아저씨는 딱히 찾아오는 사람이 없었다. 그나마 아들만이 종종 병실에 들러 아저씨를 간단히 면회하고 서둘러 돌아가곤 했다.

"어째 사모님은 안 보이네요?"

"우리 마누라? 병원에 있어요. 그래서 아들 녀석이 왔다 갔다 하잖아요."

"네? 어쩌다가요?"

아내분은 갑자기 쓰러져 응급처치를 했으나 너무 늦어 산소 부족으로 식물인간이 됐단다. 아저씨가 벌이를 하는 동안 아들이 6년 동안 그 곁을 내내 지켜왔다는 것이다. 그 뒤로 아저씨의 아들이 새롭게 보였다. 부모가 모두 중병으로 기약 없는 투병 생활을 하는 동안 묵묵히 제 몫을 해내는 게 대견했다. 거기에 비하면 나의 효도란 참으로 보잘것없는 것이었다. 돌아가신 아버지는 내가 또다시 일어나기를 바라고 또 바라실 거다. 지금 내가 할 수 있는 최고의 효도는 내가 건강해지는 것뿐이라는 사실을 깨달았다.

누군가 한번 골수이식은 한번 죽었다가 다시 태어나는 것이라고 말한다. 그만큼 골수이식 과정이 고통스럽기 때문이다. 그러나 나는 돌아가신

이 귀중한 생명의 선물을 아무 보상 없이 기꺼이 뽑아준
공여자의 편지는 나에게 또 다른 힘을 주었다.
생면부지인 나에게 골수를 준 것도 고마운데
용기를 잃지 말라고 편지를 보내왔다.

100% 완치될 것을 믿는다면서
절대로 어떤 상황에서도
희망을 놓지 말라는 당부의 글이 실려 있었다.

아버지가 힘을 주신 덕분인지, 아니면 어머니의 밤샘 눈물 기도 때문인지 골수이식 수술 과정이 공포스럽지 않았다.

나에게 이식되기 위해 무균실로 전달된 골수를 육안으로 직접 보니 생각과 달리 연한 선홍색 빛을 띠고 있는 투명한 액체였다. 나는 살면서 그토록 아름다운 색깔을 본 적이 없다. 그 아름답고 유연한 게 내 몸속으로 들어온다고 생각하니 설레기까지 했다. 그것이 내 몸으로 들어오는 두 시간 내내 나는 주문을 외웠다. 나쁜 암세포를 이기고 나와 하나가 돼 잘 지내보자고 말이다.

특히 이 귀중한 생명의 선물을 아무 보상 없이 기꺼이 뽑아준 공여자의 편지는 나에게 또 다른 힘을 주었다. 생면부지인 나에게 골수를 준 것도 고마운데 용기를 잃지 말라고 편지를 보내왔다. 100% 완치될 것을 믿는다면서 절대로 어떤 상황에서도 희망을 놓지 말라는 당부의 글이 실려

있었다.

　골수를 기증해준 것도 고마운데 이렇게 용기를 잃지 말라는 편지까지 보내주다니…. 내가 평생을 통틀어 받은 그 어떤 선물보다 귀하고 귀한 것이었다. 지금도 진행 중인 내 투병 생활이 힘들어질 때면 그 편지를 열어본다.

　이식 후에 간정맥폐쇄증, 출혈성방광염, 만성이식편대숙주병 등 온갖 중증 합병증을 모두 겪었지만 고비 고비마다 어려운 우리 가정 형편을 생각하여 이식 비용을 모금해 준 '루 산우회'의 같은 백혈병 환자들의 따뜻한 사랑과 격려를 생각하며 잘 이겨내고 있다. 나는 지금도 매일 끼니를 거르지 않고, 매일 운동하며, 면역억제제를 챙기는 것으로 효도를 한다. 어쩌면 효도란 그리 멀리 있는 게 아니란 생각이다. 백혈병이 의심됐던 그 순간부터 열심히 치료받았다면 이렇게 멀리 돌아올 필요도 없었을 거 같다. 어머니를 크게 놀라게 하고, 항암제가 맞지 않아 마음고생 몸고생 하지 않았을 텐데 하는 아쉬움이 있다.

　어쨌든 그 모든 것들은 지나갔다. 다행스럽게도 아직 난 완전유전자반응을 유지하며 살아있다. 그리고 앞으로도 오랫동안 내가 건강하게 살아남는 게 나의 어머니, 우리 환우들, 그리고 골수 공여자분처럼 고마운 분들께 은혜를 갚는 걸 테다. 이 모든 분에게 아름답고 의미 있는 일을 하고 싶다는 꿈도 품었다. 그때까지 내 안의 백혈병 세포를 죽여 가며 꿈을 현실로 키워내야겠다.

7전 8기의 우등생

박정호

발병 그리고 우등생 되기

2004년 4월, 나는 다른 동기들처럼 회사에 몸 바칠 각오로 일하는 30대 중반의 평범한 직장인이었다. 기업체의 해외구매파트에서 근무하고 있었는데 일이 많아서 거의 매일 10시가 넘어서 퇴근하던 시절이었다. 식욕도 없고 피로도 좀처럼 풀리지 않아 어느새 몸무게가 6kg이나 빠졌다. 처음에는 일을 너무 많이 해서 몸이 지친 줄로만 알았다. 하지만 시간이 지날수록 몸에 조금씩 이상이 느껴졌다.

회사에 잠깐 병원 좀 다녀오겠다고 알리고 점심시간을 이용해 병원을 찾았다. 그렇게 직장을 나선 나는 그 주 내내 돌아가지 못했다. 혈소판 수치가 너무 높아서 당장 입원해야 했던 것이다. 나에게 갑자기 찾아온 백혈병이란 것도 생소한데 여타의 환우들과 달리 나는 처음부터 가속기 판정을 받았다. 치료가 잘되지 않으면 1~2년 정도 생존이 가능하다고 했다.

의사 선생님의 심각한 얼굴에 반해 나는 무덤덤했다. 남의 얘기처럼 느껴졌기 때문이다. 처방약을 복용하면서 회사 일을 대폭 줄였다. 선배들의 눈치를 보면서도 매일 6시 칼퇴근을 했다.

그리고 암에 좋다며 어머니께서 싸주신 브로콜리, 토마토, 키위 등을 회사에 가져가서 먹었다. 여름 무렵부터는 퇴근하고 집에 와서 걷기 운동을 40분 이상씩 했다. 6개월, 12개월 계속 암 유전자 수치가 떨어지더니 18개월 검사에서 드디어 유전자 0%라는 놀라운 결과를 얻었다. 교수님께서 100명 중 10등 안에 들 정도로 좋은 치료 경과를 보인다고 칭찬해주셨다.

방심하는 순간
모든 것이 물거품 되다

시간이 지나면서 어느 정도 수치도 안정되고, 백혈병에 대한 자신감이 생기면서 슬슬 욕심이 생겼다. 진급도 해야 했고 성과급도 욕심이 났다. 다른 동료들에게 나눠줬던 업무를 다시 찾아왔다. 이즈음 해외영업부에 스카우트됐고 난 새로운 부서에서 다시 열정을 불태우기 시작했다. 그동안 살얼음 걷듯 몸을 보살피던 생활습관은 점점 무더졌다. 스케줄대로 병원에 들러 중간 검진을 받는 걸로 환자로서의 모든 의무를 다한 것처럼 생활했다.

그리고 4년 뒤 갑작스럽게 혈액검사에서 일이 생기고 말았다. 혈소판도 7만대로 내려갔고 백혈구 수치도 3,000대로 떨어졌다. E255K 돌연변이가 생기며 항암제에 내성이 생겼고 급성기로 진행된 것이다.

"마음의 준비를 하셔야겠습니다."

"네? 무슨 마음의 준비요?"

의아한 내 반응에 의사 선생님이 내 상태가 1년 생존율 40%, 2년 생존율 20%밖에 되지 않는다고 덧붙여 설명해주셨다. 더욱이 내 경우엔 E255K라는 악성 돌연변이까지 생긴 상황이었다. 이런 케이스는 전체 환자의 1% 정도밖에 되지 않는단다. 상위 10% 이내의 우등생을 자신하던 나는 하루아침에 하위 1%의 열등생이 되고 말았다.

절망 속에서
희망 찾기

급성기로 넘어가자 입원하여 새로운 주사항암제와 표적항암제의 교차 치료가 시작되었고 더 심각한 문제가 발생했다. 장출혈이었다. 내시경 검사 결과 장이 다 헐어서 염증이 광범위하게 퍼져있는 게 발견됐다. 그런데 더 당혹스러웠던 건 감염도 아니고 균도 검출되지 않았기 때문에 쓸 약이 없다는 사실이었다. 그냥 혈액 수치가 회복되기를 기다려야 할 뿐이었다.

그 겨울 설날을 앞두고 심각한 출혈이 발생해서 중환자실까지 올라갔다. 장출혈을 막기 위해서는 복용하고 있는 항암제를 중단해야 했는데 나 같은 급성기의 환자에게 그건 선택권이 아니었다. 삶을 포기하는 것과 같았기 때문이다. 수차례의 주사 항암요법과 표적항암제를 반복하여 투여하며 매주 적혈구 2팩과 혈소판 1팩의 수혈에 의지하며 9개월을 버텼다.

그 사이에 머리가 다 빠지고 입안도 헐었는데 신기하게도 장출혈은 서서히 멎고 있었다. 주사항암요법 3차까지 이르렀을 때 골수이식 공여자가 나타났다. 중국인 공여자였다. 살면서 나와 단 한 번이라도 마주쳤을까, 아마 신만이 알고 있을 테지만 나는 마음속으로 그분에게 감사의 인사를 수도 없이 전했다.

D-day.
새 생명을 얻다

◉ 　　　　　　　　　기상관측 80년 내로 최대 폭설이 내린 2010년 1월 12일. 중국인 공여자가 기증한 골수는 중국 공항에서 비행기를 타고 왔다. 눈보라를 뚫고 이곳 한국에 그리고 내 몸 안으로 착륙했다.

나는 이식만 받으면 힘든 게 끝날 줄 알았는데 생각보다 고통은 오래 갔다. 이때 병상에서 쓴 일기를 뒤적여보니 이식 후 10일간의 기록이 빠져있는 걸 발견했다. 거의 열흘 동안 구토가 계속돼 아무것도 먹지를 못

하고 진통제로 버텼던 날들이다. 밥 냄새가 너무 싫었던 나는 식기의 달그락거리는 소리에도 구토가 올라왔다. 환자들의 식사시간에 이불을 뒤집어쓰고 추운 병실 복도 의자에 누워있었다.

이후 구토가 진정되고 의지를 들여 숟가락을 쥐어보던 시점에 갑자기 허리가 아파왔다. 태어나서 처음 겪어보는 극심한 통증이었다. 허리가 터지는 것 같은 고통으로 골수가 새로 차오르면서 나타나는 통증이라고 했다. 하지만 이런 설명조차도 참을 수 없는 고통에 사로잡힌 내 귀에 들리지 않았다.

고통은 이성도 염치도 잃게 만든다. 같은 방에 네 명의 환자가 입원해 있었는데 내가 밤새도록 소리를 질러서 모두 공포감 속에서 밤을 지새웠다. 몇 차례 모르핀을 맞고 나서야 의식을 잃으며 잠시나마 고통에서 해방됐다. 그렇게 정신이 없는 와중에 조금씩 혈액 수치가 회복되기 시작했다. 또렷하게 정신을 차렸을 때 나는 퇴원해서 집에 와 있었다.

알레르기 때문에 하룻밤 응급실 신세를 진 것 외에는 다시 병원에 입원하는 일이 없었다. 더욱이 내가 복용하던 면역억제제는 하루에 한 번만 먹으면 됐다. 굳이 시간을 정해놓지 않고 먹어도 된다는 장점 때문에 일상생활로 복귀하는 연습을 하기에 좋았다.

골수이식을 하게 되면 숙주반응을 겪는다. 내게도 기침, 피부 가려움, 안구건조증 등의 증상이 나타났다. 숙주반응을 치료하기 위해서 스테로이드제를 복용했다. 스테로이드제의 부작용은 매우 다양한데 내게는 백내장으로 찾아왔다. 안구건조증이 매우 심한 상태에서도 어쩔 수 없이 수술을 받았고 계속되는 안구건조증으로 왼쪽 각막이 손상됐는데, 이 때문에 아직도 시력이 온전치 않다.

세상에 이런
병명도 있구나

1년 반이 지난 2011년 여름, 북한산 둘레길 70여 km를 모두 걸었다. 완주의 끝 지점에 도달했을 때 정말 상쾌했다. 이날을 기점으로 내게 새로운 인생이 열릴 거란 기대감으로 부풀었다.

그런데 불과 몇 달 뒤, 잠깐 외출을 했는데 찬 공기 때문인지 숨을 쉬기가 힘들었다. 집에 돌아와서 낮잠을 두어 시간 자고 나니 가슴과 등에 통증이 밀려왔다. 119의 도움을 받아 응급실로 향했다. 가는 동안 마치 1톤의 무게로 가슴을 짓누르는 듯한 통증에 무서움이 밀려왔다.

이송된 후 다시 검사를 받았다. 내 심장 속에 덩어리가 하나 생겼는데 그 위치가 각종 혈관이 얽혀 있는 자리라서 조직검사를 하기가 매우 까다로웠다. 결국 마음의 준비를 할 시간도 없이 즉각적으로 수술이 진행됐다. 4시간 반에 걸친 수술 뒤에야 병명을 알 수 있었다. 녹색종(Chloroma)이라고 했는데, 백혈병 덩어리가 우심실에 자리 잡고 있었던 것이다. 주치의 선생님은 아주 위험한 부위라 다 떼어내지도 못했다는 말을 전했다. 일주일 만에 가슴에 20cm의 짙은 흉터를 안고 퇴원을 했다. 가슴에 난 빨간 흉터를 보니 내 몸에게 너무 미안해서 눈물이 날 것 같았다.

또다시 항암치료가 시작되었고 그 부작용으로 폐에 물이 차오르고, 패

어머니께서 싸주신 브로콜리, 키위 등을 회사에 가져가서 먹었다.
퇴근하고 집에 와서 걷기 운동을 40분 이상씩 했다.
우등생의 마음가짐과 자세만 있다면 투병 생활도 너끈히 해낼 거라고,
언젠가는 졸업도 할 수 있을 거라고 믿는다.

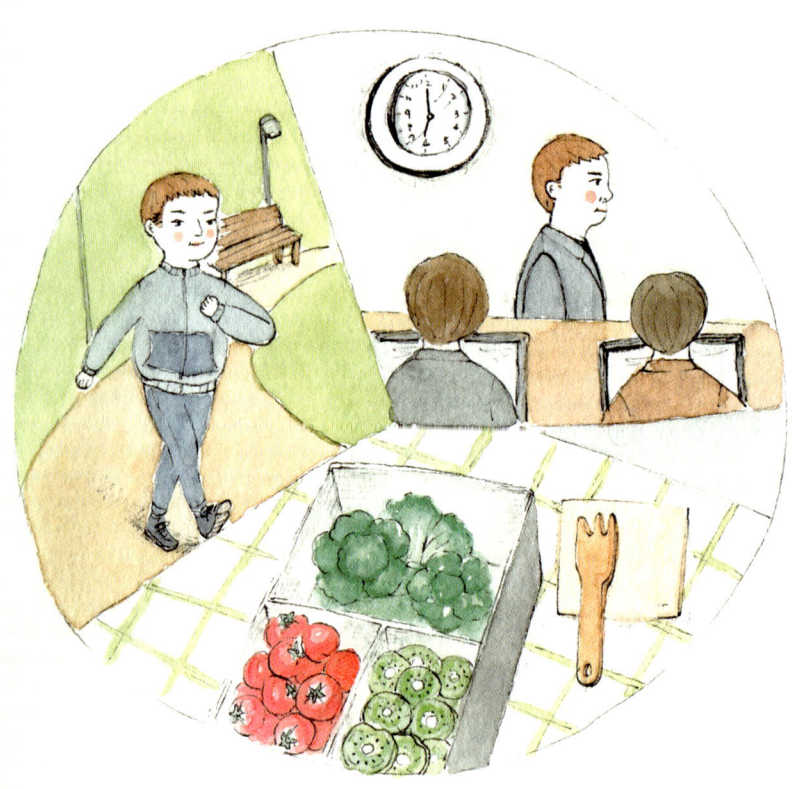

혈증의 위기를 넘기면서 나는 내 몸속 깊이 박혀 있는 백혈병 세포를 모두 없애기 위한 검사와 치료를 계속해가고 있다.

우등생 졸업을
꿈꾸며

며칠 전 병원에 들러 암 유전자 검사를 위한 혈액채취를 했다. 검사 결과에 따라 다시 치료약을 복용할 수도 있고 그렇지 않을 수도 있다. 그래도 이렇게나마 약을 잠시 쉬는 6주간의 자유를 얻었다. 이 기간 동안 잘 먹고 운동하면서 후에 있을 치료를 위해 체력을 비축해 둬야 한다.

그렇게 보면 투병 생활은 수험생과 정말 비슷하다. 최악의 경우를 예상하고 걱정하는 건 하등 도움이 안 된다는 내 교훈도 그렇다. 되레 마음만 지치고 힘들게 할 뿐이다.

모든 순간의 고통 역시 결국엔 지나간다는 믿음을 가지라고 전하고 싶다. 투병 시간 동안 병실에서 또 수술실에서 힘들 때마다 되뇌었던 말이다. 끝나지 않을 것 같은 고통은 때가 되면 감쪽같이 사라진다. 물론 또 다른 고통이 찾아올 수도 있긴 하지만 말이다.

우등생의 마음가짐과 자세만 있다면 투병 생활도 너끈히 해낼 거라고, 언젠가는 졸업도 할 수 있을 거라고 믿는다. 우등생으로 투병을 졸업하는 날이 온다면 나는 이분들을 초청하고 싶다.

〈오늘이 있기까지 가슴 태우며 기도하고 보살펴주신 부모님, 절망적인 상황에서 나를 책임져주고 치료해주신 주치의 선생님, 세상에 단 한 분으로 골수를 기증해주신 중국의 공여자님, 지금까지 사용한 250여 장의 헌혈증을 모아주신 회사 동료들과 사촌동생…. 너무 감사합니다. 당신들 앞에 제 우등상장을 놓아드리고 싶습니다. 하지만 지금은 노력상으로 만족하겠습니다.〉

전쟁터에 임하며, 꽃보다 삶

김경희

새 생명과 함께 백혈병이 찾아오다

너무도 간절한 소망은 때론 짓궂은 악재로 찾아오는가 보다. 스물셋에 달콤한 연애를 했고 그 남자와 결혼했다. 주변 신혼부부들이 그렇듯이 내게도 곧 임신 징후가 나타났다. 임신 테스트기를 확인하고 산부인과에 가면서 얼마나 설레였는지 모른다. 임신의 기쁨도 잠시, 나는 만성골수성백혈병 판정을 받았다. 사랑의 결실인 새 생명이 내게 찾아왔지만 이미 내 몸은 새 생명과 함께 백혈병 암세포가 점령하고 있었다.

소식을 듣고 시어머니께서 찾아오셨다.
나는 그분 앞에서 죄인 아닌 죄인이었다.
그런데 시어머니는 뜻밖의 말씀을 하셨다.

"살아있어 줘서 고맙다. 정말 고마워. 고맙다 내 아가."

내 아이를 지키지 못한 건 다시 생각해도 너무나 마음 아프지만,
어쩌면 그 아이 덕에 내가 병을 발견하고 치료에 나설 수 있었던 건 아닐까?
백혈병은 나의 건강을 빼앗아갔지만
가족의 사랑을 다시금 느끼게 해준 게 아닐까. 여기에 생각이 이르자
나는 힘을 내기로 했다.

결국 나는 뱃속의 아이를 지켜낼 수 없었다. 내 안에 잠시나마 깃들었던 작은 생명에 미안해하며 하염없이 울었다. 하지만 고통스러운 건 나뿐이 아니었다. 신랑은 처음으로 내 앞에서 눈물을 보였다. 어쩌면 나보다 더 힘든 건 우리 신랑일 터였다. 아이를 포기한 상황에서 나마저 어떻게 될지 모른다는 큰 걱정이 남아있기 때문이었다.

소식을 듣고 시어머니께서 찾아오셨다. 나는 그분 앞에서 죄인 아닌 죄인이었다. 그런데 시어머니는 뜻밖의 말씀을 하셨다.

"살아있어 줘서 고맙다. 정말 고마워. 고맙다 내 아가."

아기를 지키지 못했다는 나 자신에 대한 원망이 너무 커져 나를 놓아버리고 싶을 때에도 옆에서 한결같이 지켜주는 신랑과 가족이 있었기에 힘이 되었다.

내 아이를 지키지 못한 건 다시 생각해도 너무나 마음 아프지만, 어쩌면 그 아이 덕에 내가 병을 발견하고 치료에 나설 수 있었던 건 아닐까? 백혈병은 나의 건강을 빼앗아갔지만 가족의 사랑을 다시금 느끼게 해준 게 아닐까. 여기에 생각이 이르자 나는 힘을 내기로 했다.

머리를
싹둑 자르다

나는 본격적인 항암치료를 앞두고 긴 머리를 싹둑 잘랐다. 투병에 임하는 각오를 다진 것이다. 내 생각 속의 백혈병 환자는 얼굴이 백지장처럼 하얗고, 파리한 입술에 머리카락이 다 빠져 해

골처럼 앙상한 모습이었다. 긴 머리가 한 움큼씩 손에서 빠져나갈 걸 생각하니 차라리 내가 먼저 미는 게 좋을 것 같았다. 내 모습에 놀란 남편은 입을 다물지 못했다. 나는 드라마 속 여주인공처럼 씨익 웃어 보였다. 그리고 남편과 함께 비장하게 병원에 입성했다.

그런데 막상 입원을 하니 환자들이나 병원 관계자들이 되레 나를 이상하게 쳐다봤다. 몸도 괜찮아 보이고 안색도 좋은데 곧 죽을 환자처럼 삭발을 했으니 참 이상해 보였나 보다. 알고 보니 대부분의 환자가 복용하는 표적항암제는 구토나 부종 등의 부작용이 따를 뿐, TV 드라마에 나오는 것과는 사뭇 달랐던 것이다. 더욱이 난 입원 기간도 그리 길지 않았다. 까슬까슬한 민머리가 여간 머쓱한 게 아니었다. 그리고 난 신랑과 가족들의 사랑을 듬뿍 받으며 퇴원했다. 물론 열심히 머리를 기르면서 말이다.

돌이켜 보니 투병을 시작할 때 최우선으로 필요한 건 비장한 각오나 의지가 아닌 것 같다. '투병(鬪病)'은 말 그대로 병과 싸운다는 뜻이다. 그 싸움에 임할 때의 자세도 중요하지만 무엇보다 내가 싸워야 하는 대상이 무엇인지를 정확히 아는 게 더 중요하다. 그리고 한 번에 싸워 이기려 하기보다는 시간이 좀 걸리더라도 좋은 전략을 세워 차근차근 점령해 가는 게 좋을 것 같다. 자칫 먼저 지쳐버리면 안 되기에.

지금의 나는 그 싸움을 잘 해나가고 있는 건지 모르겠다. 왜냐하면 종종 이 병이 친구처럼 친근하게 느껴져서다. 언제 끝날지 모르겠지만 이제는 크게 개의치 않는다. 지금을 충분히 즐기고 있기 때문에.

3장 암환자의 건강관리

'마누라 바보'의
다시 찾은
봄날

구판회(가명)

어제와 다른 오늘

"부끄럽게도 이 나이 먹도록 내 집도, 모아둔 재물도 없습니다. 조혈모세포이식은 꿈도 꿀 수 없는 사치이니, 약으로나마 최선을 다해주시고 방법이 없다면 생을 포기하겠습니다."

담당의사는 조용히 고개를 끄덕였다. 약물치료를 받던 중 병이 가속기로 진행됐다며 이식을 권유받은 차였다. 가슴이 먹먹해졌다. 변변한 치료도 못 받은 채 병마와 힘겹게 싸우고 있는 내 몸에게 미안해 가슴엔 피눈물이 흘러내렸다.

직업군인의 월급을 모아 마련한 저축으로 감당하기엔 병원비가 만만치 않았다. 간병인을 두는 것은 생각조차 할 수 없었다. 투병생활은 언제나 당당했던 나의 모습을 차츰 앗아갔다. 힘겹게 눈을 뜰 때마다 눈앞에 아내가 보였다. 호강은 못 시켜줄망정, 늘그막에 핵폭탄 같은 짐을 지운 것 같아 아내 볼 면목이 없었다. TV에서는 유명인의 별세 소식을 연신 쏟아내고 있었다. 말도 안 되는 생각이 나를 괴롭히기 시작했다.

전역군인의
'다시, 가슴 뛰는 삶'을 위한 처방전

오랫동안 나는 나라를 지키는 군인이면서 가족을 책임진 가장이었다. 긴 시간 나를 쉼 없이 달리게 했던 군복을 벗자, 비로소 평범한 남자의 얼굴이 보였다. 언제는 얼른 민간인 신분만 되어라 했다. 그때는 지금보다 편하게 살 수 있겠지, 자신감과 자기연민이 출렁대는 멀미를 앓지 않겠지 했다.

2006년 7월 24일. 평소와 다름없이 눈을 뜨고, 아침운동을 하고, 밥을 먹었다. 군 전역 후 지속된 알 수 없는 피로감에 좀 지쳐있던 차였지만, 내 나이 모든 남자가 겪는 자연스러운 증상이겠거니 했다. 기운을 좀 내야겠다는 생각에 난생처음 "영양제 주사 한 병 맞았으면 좋겠다"는 말을 입 밖에 내니, 병든 닭처럼 맥없이 축축 처지던 나를 눈여겨봐 왔던 아내는 두말없이 내 손을 잡고 동네병원으로 향했다.

"어디가 불편하세요?"

의사의 질문에 "피곤하고 기운이 없어서요"라고 답하면서도, 스스로가 마치 꾀병 부리는 어린아이처럼 느껴져 괜스레 부끄러운 마음까지 들었다. 수십 년 군 생활 덕에 건강에 대해서라면 그 누구보다도 자신했던 나였다. 바쁘신 의사 선생님 더 붙들고 있는 것도 죄송스러워 "영양제 주사 한 병 맞고 가려고요"라고 말끝을 흐리며 일어섰다.
"혹시 모르니, 혈액검사 한번 받아보시죠."
의사의 권유에도 '어디 안 좋긴 한가 본데, 별일이야 있겠어?'라고 대수롭지 않게 여겼다. 아내도 같은 마음이었을 것이다. 우리의 예상은 보기 좋게 빗나갔다. 나의 병명은 만성골수성백혈병이었다.

진료실에 들어가기 전, 나는 다시 찾은 신혼의 단꿈에 빠져있었다. 자식 셋을 분가시키고 이제 좀 살만해진 터였다. 그간 못했던 여행도 실컷 다니며 "남은 인생, 우리도 남들처럼 재미있게 살아보자"고 아내와 약속한 게 불과 며칠 전이었다. 청천벽력 같은 선고를 받고 진료실을 나서니, 대기실에 앉아 기다리고 있는 아내가 눈에 들어왔다. 꽃 같은 시절 채송화보다 더 고왔던 아내의 만면에 근심이 가득하다. 스물한 살 어린 나이에 시집와 한평생 고생만 한 아내. 돌아오는 주말엔 그간 변변하게 여행도 같이 못 다녔던 아내를 데리고 산이든 바다든 다녀올 생각이었는데….
그래, 살아야지! 살고 싶다! 목구멍까지 차오른 원망을 내려놓고 현실을 받아들이기로 했다. 우선 내 몸에 용서를 비는 것부터 시작했다.
'이제부터 독한 약이 매일 몸속으로 들어온다는구나. 거부하지 말고, 억지로라도 잘 먹어줬으면 좋겠다. 지금껏 그래 왔듯, 멋지게 이겨내기

바란다.'

즐거운
불편

● 　　　　　항암치료의 부작용은 익히 들어 알고 있었지만, 상상했던 것보다 훨씬 참기 힘든 고통이 찾아왔다. 걷기만 해도 숨이 찼고, 온몸에서 근육이 빠져나간 듯 숟가락 하나 들 힘도 남지 않았다. 계속되는 설사와 구토로 밥을 넘기기 어려웠고, 뭘 먹어도 모래알을 씹는 것 같았다. 급기야 체중이 16kg이나 빠지더니 머리가 무거워 목이 흔들거리는 느낌마저 들었다. '이대로 목이 뚝 부러지는 건 아닌가?' 하는 걱정이 생길 정도였다. 무엇보다도 하루하루 만신창이가 돼가는 나 자신에게 화가 나기 시작했다.

그러던 어느 날, 입안에서 핏덩어리가 뭉쳐 나왔다. 덜컥 겁이 났다. 때마침 투병 끝에 세상을 등진 유명인의 뉴스가 선사를 탔는데, 마치 나의 환영을 보는 듯해 온몸이 얼어붙었다. 아무런 차도가 없는 현실에 절망하던 나날. 이렇게 살아서 뭐하냐고 하소연하는 내게 아내는 "당신보다 더한 중증환자도, 사지 불편한 장애인도 살겠다는 의지 하나로 의연하게 이겨내는데, 한평생 군에서 그 숱한 고생 이겨낸 사람이 고작 이런 일로 무너지려고 하느냐?"며 뜨끔한 한마디를 날린다. 그랬다. 아내 말마따나 직업군인으로서 치열한 군 생활도 견뎌냈는데 이깟 병 하나쯤 못 이겨내겠나 싶었다. 혹한 속 지리산에서 지도 한 장 달랑 받아들고 한 달간 유격

훈련도 했고, 모래주머니 차고 맨발로 2km 자갈길을 뛰던 내가 아닌가? '그래 올 테면 와봐라. 물러서지 않고 다 이겨주마!'라고 이를 악물었다.

길고도 혹독한 전투가 될 것이라는 자각은 나를 한층 단단하게 만들었다.

가장 치밀한 전술을 수립하고 그 어느 때보다 강한 군인정신으로 매 순간을 이겨나가야 했다. 조혈모세포이식을 포기하고 선택한 길인 만큼, 후회 없는 투병생활을 해야 했다.

영양상태가 뒷받침되고 체력이 유지되어야만 부작용이 생길 수 있는 치료를 잘 견디고 항암치료에 잘 반응해 빠른 회복이 가능하다. 구토를 하면 증세가 없어질 때까지 음식을 먹지 않는 게 낫다는 의사 선생님의 조언을 떠올리고, 증상이 누그러지길 기다렸다가 액체 음식을 조금씩 먹고 시차를 두어 먹는 양을 점점 늘려나갔다. 메스꺼운 느낌과 구토 때문에 음식을 제대로 먹지 못하면 영양 부족으로 더욱 피곤해지고 치유력이 떨어지는 악순환이 이어지기 때문이다. 제철 식품으로 가능하면 유기농, 무농약 식품을 깨끗하게 손질해 먹고, 우유와 유제품, 뼈째 먹는 생선 등 칼슘이 풍부한 식품을 매일 섭취하려고 노력했다.

나의 생명줄이나 다름없는 항암제는 단 한 번도 빠뜨리지 않고 정해진 시간에 복용했다. 밥을 못 넘기는 날엔 물 한 컵이라도 마시고 꼭 약을 먹었다. 50m도 채 못 가다 서다를 반복하더라도 아내와 매일 산책도 시작했다. 어제보다 오늘 조금 더 기고 매일 조금씩 더 높게 오르기 위해 애쓰는 동안, '나는 환자다'라는 숙연한 자아정체성을 때로는 곱씹어도 보고, 때로는 내려놓기도 했다. 실컷 웃을 수 있는 TV 프로그램을 찾아보며 억지로라도 웃고 콧노래도 불렀다. 혼자 있는 시간에는 책을 보고 글도 쓰며 마음을 안정시켰다. 매일 아침 거울에 비친 내 모습을 바라보며 '넌 누구보다도 건강하게 오래 살 테니 걱정 마라!'고 스스로를 독려하는 것도 잊지 않았다.

다시 찾은 봄, 건투를 빈다!

2010년 7월 27일, 처음으로 제대로 된 유전자검사 결과가 완전유전자반응으로 나왔다. 병이 가속기로 진행된 상태에서 치료를 시작한 터라 치료에 한계가 있다며 조혈모세포이식의 가능성을 말했던 교수님도 "이제 약을 끊어도 좋다"며 완전 복용중단을 권했다. 그간의 고군분투가 눈앞에서 선명한 영상으로 펼쳐지더니 하나씩 흩어져가는 게 보였다.

백혈병과 함께 나이를 한 살 한 살 더 먹어가면서 나는 좀 더 건강해졌다. 예전보다 명확한 목표를 세우고 주위를 보듬으며 살아가는 용기야말로 백혈병이 준 최고의 선물이다.

보직 변경에 따라 전국 방방곡곡으로 이사 다녔던 통에, 친구 사귈 새가 없었을 아이들과 아내에게 나는 늘 미안한 마음이 있었다. 매년 열리는 '루 산우회' 캠프는 이제 우리 가족 모두가 손꼽아 기다리는 나들이가 되었다. 올해 캠프에도 시집 장가간 자식들이 손주들까지 죄 데리고 와, 무려 열한 명이나 되는 식구가 합류하는 진기록을 세웠다.

이제 나는 '마누라 바보'라는 낯간지러운 별명까지 생겼을 만큼,
예전에는 상상도 못 했던 로맨티스트로 거듭났다.

운동하러 갈 때도, 반찬거리 사러 시장에 갈 때도 꼭 붙어 다니니,
동네에서는 '금슬 좋은 노부부'로 소문이 쫙 퍼졌단다.

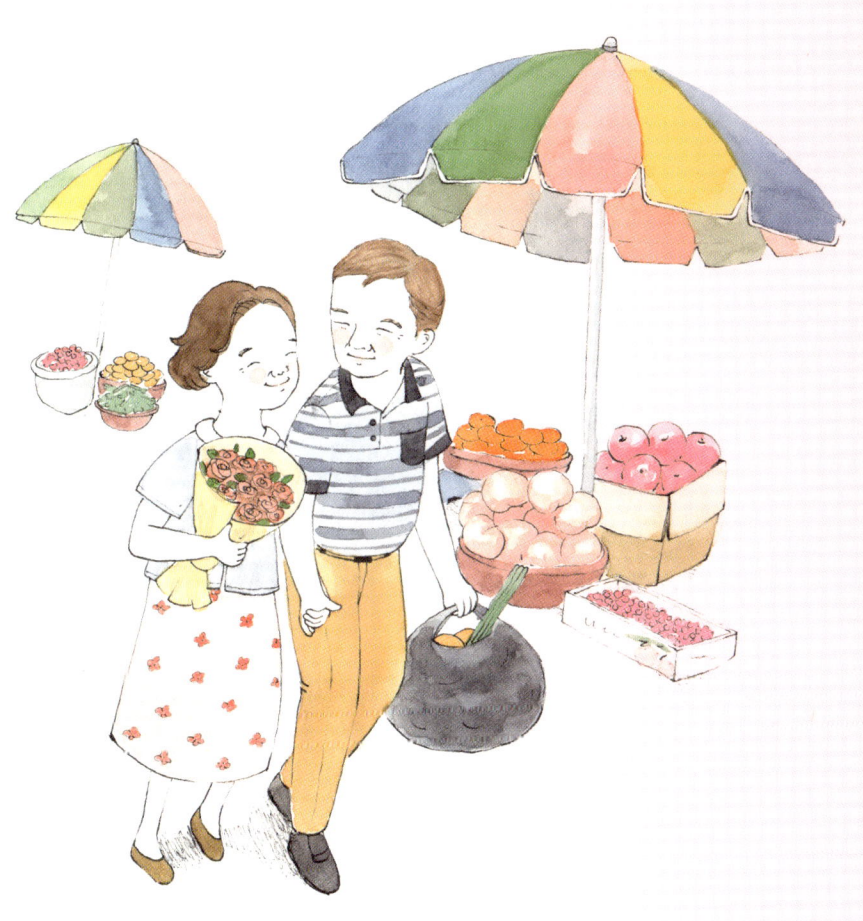

언젠가는 다시 각자의 전장으로 돌아가야 할 테지만, 언제든 한데 모여 승전의 노하우를 나눠 갖고, 패인을 분석하고, 서로 진통제를 놔줄 전우들이 바로 나의 가족일 터. 이제 나는 '마누라 바보'라는 낯간지러운 별명까지 생겼을 만큼, 예전에는 상상도 못 했던 로맨티스트로 거듭났다. "정 먹고 싶은 음식은 굳이 참지 말고 깨끗한 곳에서 신선한 재료로 조금씩 먹어라"는 교수님의 조언에, 입맛이 다시 돌고 나서는 아내에게 새로운 차원의 시집살이를 시키고 있다는 죄의식도 한몫했다. TV를 보다 "문어가 참 맛있겠다"고 지나가는 말로 한마디 하면 다음날 밥상에는 어김없이 삶은 문어가 올라와 있다. 병에 좋다는 건 어떻게든 구해오는 아내 덕에, 목으로 넘기기도 힘들었던 밥이 맛있어지기 시작했다.

체중이 조금씩 늘면서, 예전 같으면 꿈도 못 꿨을 애정 표현도 부쩍 늘었다. 용돈이 좀 모이면 아내의 화장대 위에 슬쩍 반지를 올려놓기도 하고, 꽃을 좋아하는 아내에게 계절마다 화분을 선물할 줄도 알게 됐다. 운동하러 갈 때도, 반찬거리 사러 시장에 갈 때도 꼭 붙어 다니니, 동네에서는 '금슬 좋은 노부부'로 소문이 쫙 퍼졌단다. 바람을 밀쳐 견딘 길을 다시 등에 지고 되돌아오면 어김없이 밤이 돌아오고, 느긋하게 하루를 살아내다 보면 삶은 적당히 굴러가는 법. 바쁜 걸음을 멈추고 백혈병과 함께 뜨겁게 뛰는 심장을 확인하며, 나는 다시 한 번 전투화 끈을 견고히 맬 참이다.

착한 선물, 백혈병

김미애

아주 특별한 기념일

내게 2009년 8월 26일은 남들에게는 없는 아주 특별한 기념일이다. 내 인생을 송두리째 바꾼 그해 여름, 워킹맘이었던 나는 10년간의 야근과 육아, 살림에 지칠 대로 지쳐 있었다. 겨우 새 집으로 이사도 하고 둘째까지 초등학교 6학년이 되어 '이제 숨 좀 쉬겠네!' 하며 마음을 놓던 순간이었다.

안 그래도 꽉 찬 내 인생에 느닷없이 만성골수성백혈병이라는 불청객이 찾아왔다. 당시 직장에서 새로운 업무를 맡은 나는 인수인계하느라 말 그대로 눈코 뜰 새 없이 바쁜 하루하루를 보내고 있었다. 온종일 단 5분의 짬도 없이 일에 치이다가, 집에 오면 쏟아지는 피로감에 애꿎은 자식들에게 있는 대로 짜증을 내곤 했다. 참다못한 사춘기 아들이 "엄마 때문에 더 이상 못 참겠어!" 하며 울컥하는 마음에 선풍기를 방바닥에 던져 산산조각 내버린 통에, 사고 친 아들도 나도 어쩔 줄 몰라 하던 기억이 난다.

지금 생각하면 그때부터 내 몸이 쉬지 않고 신호를 보냈는데, 오랜 세월 슈퍼우먼을 자처해 온 나는 이겨내야만 하는 난관이라고 여기고 무시해버렸다. 나의 히스테리를 온몸으로 감당해야 했던 아이들에게, 하루아침에 암환자 신세가 된 나 자신에게 그저 미안할 뿐이다. 직장 건강검진을 통해 나는 겨우 내 몸이 처한 상황을 제대로 들여다볼 수 있게 됐다.

의뢰서를 들고 찾아간 병원의 의사 선생님은 만성골수성백혈병 확진과 함께 "환자 하기에 따라 평균수명대로 살 수도 있다"고 희망을 주셨다. 걸리면 바로 죽는 줄 알았던 무시무시한 암이 이제 만성질환으로 바뀌었을 만큼 의학이 발달하고 신약도 나와 있으니 너무 걱정하지 말라고 하셨다. 암에 걸린 상태에서 어떤 생활습관을 유지하느냐가 암 생존율을 좌우하는 바로미터라는 조언도 잊지 않으셨다. 이상하리만치 안심이 됐다.

슈퍼 워킹맘, 환자가 되다

매일 일정량의 표적항암제를 먹으며 본격적인 치료에 들어갔다. 암세포를 공격하는 항암제가 다른 정상세포까지 공

모든 벽에는 문이 있다고 한다.
벽을 벽이라고만 생각하면 벽이고,
벽 속에 문이 있다고 생각하면
문을 발견할 수 있다.

처음에는 백혈병이 출구 없이
꽉 막힌 벽인 줄로만 알았다.
나는 백혈병이라는
무거운 짐을 받아들였지만,
백혈병이라는 문을 통해
삶의 질과 양을 한층 끌어올리고 있다.

이제 보니 백혈병은
내 삶에 기쁨을 전해준
'착한 선물'이었다.

격할 경우 메스꺼움, 구토, 식욕부진 등을 일으킬 수 있다고 해, 하루 세 끼 잘 먹고 잘 소화하는 데 각별한 노력을 기울였다.

하루 10분이라도 운동을 하려고 애썼다. 걷기, 자전거타기, 달리기 등 유산소 운동은 암 치료를 하는 동안 환자들이 기분전환을 할 수 있도록 도와준다고 해 지루하지 않도록 돌아가며 운동을 이어갔다. 특히 걷기 운동은 암 치료를 할 때 가장 안전한 운동 중 하나다. 오심, 구토, 근육통 외에는 큰 부작용이 없어 3개월 만에 일상으로 돌아온 나는 휴식과 운동, 등산을 지속하며 빠르게 안정을 찾았다.

무등산에는 '치유의 숲'이라는 공간이 있다. 이름 한 번 마음에 쏙 드는 이곳은 산행 중 쉬어가는 사랑방 같은 곳이다. 처음 치유의 숲을 찾았을 때, 몇 명의 사람이 내게 말했다. "아줌마는 아주 돈이 많거나 아니면 뭔가 사연이 있거나 둘 중의 하나"란다. 내 또래의 젊은 사람들이 뭔가 사연이 있지 않고는 다 돈 벌러 가지 이런 대낮에 산에 오질 않기 때문이란다. 예전 같으면 꿈도 꾸지 못했을 한낮의 여유 덕에 졸지에 '사연 많은 아줌마'가 된 나는 어느덧 소소한 일상을 이웃과 나눌 줄도 알게 됐다.

핑곗김에 쉬어가자!

●　　　　　　　　　핑곗김에 쉬어가기로 하고 회사에 휴직신청서를 냈다. 얼마 전까지만 해도 꿈도 못 꿨던 호사를 백혈병 덕분에 누리게 된 것이다. 간혹 지인들이 농담 삼아 "살면서 뭐 잘못한 것 있냐?"고

묻는다. 지난 세월을 되짚어보니 죄라고까지 하기는 좀 그렇지만 되돌리고 싶은 순간이 몇 번 있긴 했다. 생각해보니 내 병의 원인은 필요 이상의 완벽주의 때문인 것도 같았다. 보기보다 급한 성격도 한몫했을 터이다.

 백혈병 덕분에 이제는 세상을 좀 더 찬찬히, 여유 있게 바라볼 줄도 알게 됐고, 늘 내 앞에 있던 평범한 일상이 얼마나 소중한지도 알게 됐다. 계절이면 옷을 갈아입는 내 고향 산천이 얼마나 아름다운지, 또 얼마나 감사한 일인지도 비로소 알았다. 한층 여유로운 마음으로 매사에 감사하며 치료에 임하면서, 건강은 눈에 띄게 좋아졌다.

 아직은 이 암이라는 녀석을 완전히 떨쳐내진 못하고 있다. 여전히 부작용이 불현듯 찾아와 괴롭히기도 하고, 백혈병 유전자 수치가 갑자기 끝 간 데 없이 올라 신약으로 바꾸기도 했다. '이러다 갑자기 어떻게 되는 건 아닐까?' 불안에 떨기도 한다. 여전히 죽음의 공포에서 자유롭진 못하지만, 한 가지 명백한 사실은, 지금의 내가 암환자가 되기 전의 나보다 훨씬 행복하다는 것이다. 복직도 했다. 문득문득 가슴을 답답하게 만들었던 치료비 걱정도 좀 덜게 됐다.

 모든 벽에는 문이 있다고 한다. 벽을 벽이라고만 생각하면 벽이고, 벽 속에 문이 있다고 생각하면 문을 발견할 수 있다. 처음에는 백혈병이 출구 없이 꽉 막힌 벽인 줄로만 알았다. 나는 백혈병이라는 무거운 짐을 받아들였지만, 백혈병이라는 문을 통해 삶의 질과 양을 한층 끌어올리고 있다. 이제 보니 백혈병은 내 삶에 기쁨을 선해준 '착한 선물'이었다.

이제 마흔이니 여든까진 살겠네!

김연수(가명)

삶의 이력서를 다시 쓰다

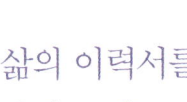 10년 전, 나는 승진의 꿈을 안고 시골학교로 내려왔다.

'5년 정도만 시골에서 지내면 도시로 되돌아갈 수 있겠지, 좀 더 나은 미래를 위해 힘들어도 열심히 견뎌보자!'

딸 셋 키우며 아침부터 저녁 늦게까지 일하고, 퇴근 후에는 집안일에 지쳐 나를 돌보지 못하고 살았다. 욕심이 욕심을 낳아 최선을 다하는 엄마가 되고 싶었고, 좋은 아내가 되고 싶었고, 유능한 직장인이 되고 싶었다.

8년째 되던 어느 날, 우리 반 녀석 하나가 어디가 안 좋은지 기색이 영 좋지 않다. 한참을 맥없이 늘어져 있는 녀석을 데리고 보건소에 갔다. 보건소 소장님은 "학생보다 선생님이 더 아파 보이는데요? 혈색이 많이 안 좋으세요"라며 오히려 나를 걱정한다. 요즘 들어 빈혈이 좀 있다고 대답하니 "나이 들어서 고생할 수 있으니 신경 쓰세요"라며 건강관리에 관심을 가지란다. 역시 시골인심은 다르구나, 고마운 마음 담뿍 담아 인사하고 보건소를 나섰다.

며칠 후 발령이 날 것으로 예상되는 일산으로 이사를 했다. 한 달 정도 지나 감기 기운이 있어 집 앞 내과를 찾았다가, 보건소 소장님 말씀이 떠올라 진료실로 다시 들어갔다.

"선생님, 제가 빈혈이 좀 있는데 빈혈 치료제 처방을 받고 싶어서요."

의사 선생님은 혈액검사를 먼저 해보자신다. 검사비가 아까운 기분이 들어 "그냥 처방해주시면 안 되나요?"라고 물었다. 원인을 정확히 알아야 치료할 수 있다며 혈액검사 후에 처방해줘도 해주겠단다. 혈액채취를 하는 동안에도 '괜한 말 꺼냈다가 아까운 검사비만 나갔네!'라는 생각에 은근히 나 자신에게 화가 났다.

이틀 뒤, 만성골수성백혈병이 의심된다는 통보를 받았다. 진료실을 나서는 나에게 의사 선생님은 "입원할 준비를 해서 큰 병원에 가는 게 좋겠다"고 귀뜸했다.

집에 돌아와서도 아무것도 손에 잡히지 않았다. 우선 정신을 차리고 직장에서 마무리 지어야 할 일을 서둘러 정리했다. 그리고 만의 하나 다시는 집으로 돌아오지 못할 수도 있다는 생각에 옷장, 싱크내 서랍, 딸들 아기수첩과 비상연락망 등을 하나하나 정리하면서 오만 가지 생각이 들었다.

아이들을 위해 이런저런 밑반찬을 만들어놓고 오랜만에 만난 친구와 마지막이 될지 모를 콘서트까지 다녀온 뒤, 드디어 입원하기 위해 가방을 싸면서 처음으로 눈물이 흘렀다.

입원 첫날, 마스크를 하고 머리를 맨질 맨질하게 민 꼬마들이 엄마들의 근심 어린 얼굴을 뒤로 한 채 해맑게 장난을 치고 있다. 삐쩍 마른 환자들이 링거를 꽂고 진료를 기다리는 모습에서 왠지 모르게 나의 앞날이 투영됐다. 병상에 누워 잠 못 이루는 내 곁에서 남편은 교수님이 주신 '만성골수성백혈병'에 관한 책을 읽고 또 읽었다.

응급실에서 며칠을 보내다 입원실로 올라갔다. 머리를 빡빡 깎은 옆 침대 아주머니와 인사를 나눴다. 아주머니는 백혈병 중에서도 급성에 속했고, 골수이식 후 숙주반응이 나타나 너무나 힘든 시간을 보내고 있다고 했다. 그분에게는 참으로 죄송하지만 '그래도 나는 낫구나!'라는 감사한 마음이 슬며시 올라왔다.

다시 시작된 새해, 신학기

● 열흘 남짓 입원해 있는 동안 설 연휴가 지나갔다. 명절에도 연락 한 통 없는 막내딸 때문에 친정엄마는 걱정이 태산

이셨나 보다. 충격받으시지 않도록 대강 둘러대느라 혼이 났다.

 퇴원 후 표적항암제와 함께 본격적인 투병을 시작했다. 복용 첫날부터 극심한 부작용으로 사는 게 싫게 느껴질 정도였다. 약이 들어가는 순간부터 감지되는 이상야릇한 느낌이 몸을 축 처지게 했고, 아침에 눈을 뜨면 내 얼굴은 보기 싫을 정도로 퉁퉁 부어 있었다. 눈곱 때문에 눈도 떠지지 않기가 일쑤였다. 그것까지만 해도 잘 참고 견딜 수 있었다. 그런데 잇몸의 출혈이 심해지고 나서는 마치 입속에 선지를 물고 있는 것처럼 고약한 냄새가 나를 움츠러들게 했다.

 설상가상으로 발령을 확신하고 이사했던 일산 학교로 발령이 나질 않아, 이사를 다시 해야 하는 상황까지 벌어졌다. 평탄을 넘어 운 좋게 살아온 나에게 닥친 일련의 시련은 나를 더욱 무기력하게 만들었다.

 고열 때문에 또다시 응급실에 입원했다. 신학기를 앞둔 딸들에게 챙겨주어야 할 것도 많은데, 전학한 아이들이 새 학교에 잘 적응하도록 알뜰살뜰 보살펴줘야 하는데…. 철석같이 믿고 있던 엄마가 덜커덩 집을 떠나 입원해 있다니, 딸들 속은 또 얼마나 시리고 아팠을까? 엄마의 미안함을 알아주기라도 하듯 세 딸은 잘 적응했다.

 문제는 남편이었다. 나야 침대에 편히 누워 있다지만, 비좁은 응급실에서 며칠 동안 종이상자를 깔고 지내야 하는 남편을 볼 때마다 애처로움이 밀려왔다. 이제 나에게 '내일'이란 없는 듯 느껴졌다. 투병생활은 환자 본인도 지치게 만들지만 보호자에게도 힘든 시간이란 걸 뼈저리게 느끼게 됐다. '이렇게 살아서 뭐하나?'라는 생각도 끊임없이 나를 괴롭혔다.

다시 며칠간의 치료를 거친 뒤 응급실 생활을 청산하고 집으로 돌아왔다. 모두가 빠져나간 집에서 하루를 보내는 것은 고역이었다.

그리고 모두가 모여든 저녁 또한 너무나도 힘든 시간이 이어졌다. 늘 악몽에 시달렸고, 머릿속에서는 '내가 얼마나 살 수 있을까?'라는 걱정이 얽히고설켜 아무것도 할 수가 없었다. 몸도 따라주지 않으니 가벼운 산책도 하지 못하게 됐다. 빈혈까지 심해져 수혈을 받고 온 날 밤에는 오한과 고열에 잠을 이루질 못했다. 신기한 것은 다음 날 아침이 되어서는 감쪽같이 멀쩡해졌다는 것이었다. 그 후로 한두 차례 수혈을 더 받고, 산부인과에서 빈혈의 원인을 찾아 치료하고 나서야 비로소 살만해졌다. 조금만 걸어도 구름 위를 걷듯 어지러웠던 증세도 많이 나아져, 집 근처 호수공원을 돌며 산책을 했다. 여전히 버거웠지만 운동하고 나면 기분도 한결 좋아지고 숙제를 끝낸 듯한 후련함이 느껴졌다.

나는 근력을 강화하는 걷기 운동을 하루에 세 번 10분씩 나눠서 해 나갔다. 주치의 선생님은 "암환자는 모든 기능이 약해져 있는 상태니, 심한 운동은 피하고 피로감이 너무 클 땐 차라리 운동을 안 하는 게 낫다"고 주의를 주셨다.

매일 정해진 시간에 항암제를 복용하고, 충분한 영양을 섭취하기 위해 죽을힘을 다해 노력하고, 최소한의 운동을 이어가면서 내 몸은 지리할 만큼 서서히 건강을 되찾아갔다.

고열 때문에 또다시 응급실에 입원했다.
신학기를 앞둔 딸들에게 챙겨주어야 할 것도 많은데,
전학한 아이들이 새 학교에 잘 적응하도록
알뜰살뜰 보살펴줘야 하는데….

**엄마의 미안함을 알아주기라도 하듯
세 딸은 잘 적응했다.**

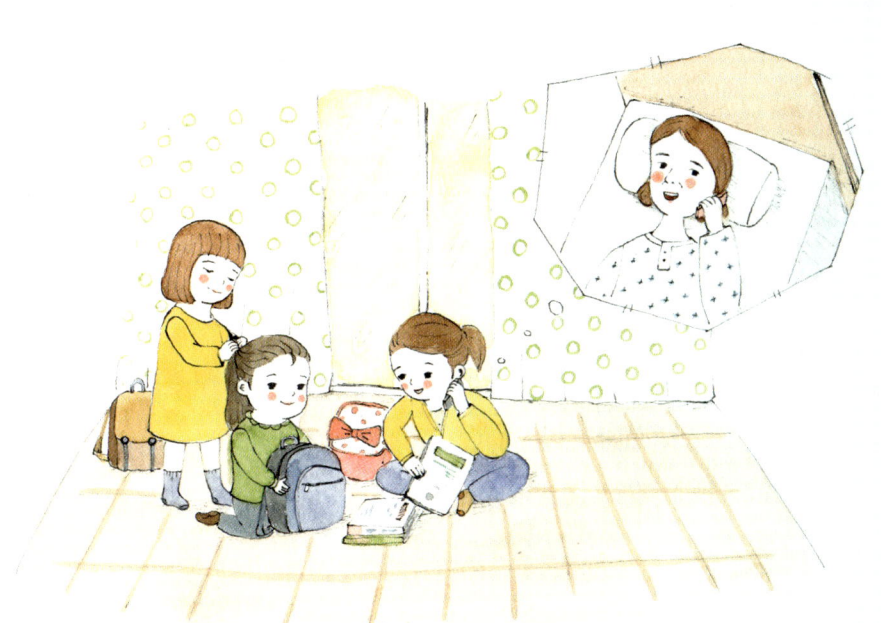

사용기한은
2099년까지!

1년 후 나는 다시 시골로 이사해 신학기 개학일에 맞춰 복직했다. 붓기와 근육통이 아직은 남아 있는 터라 쉽지 않은 3월이었지만, 학교 텃밭을 일구고, 마냥 행복하고 그래서 더욱 건강해 보이는 시골 아이들과 함께 지내며 점점 더 건강해지고 있다.

며칠 전 외래진료를 받으러 병원에 갔을 때 교수님이 그런 말씀을 하셨다.

"오래 살 거야!"

"얼마나 더 살 수 있는데요?"

"지금이 마흔 살이니까 팔십까지는 살아야지!"

무심한 듯 늘 명료한 답을 내려주시는 나의 '완소' 교수님의 이 한 마디는 내 인생 최고의 찬사였다.

하긴 얼마 전 인터넷뱅킹으로 자동이체 신청한 내역을 쭉 확인하다가 사용기한이 '2099년까지'로 되어 있다는 사실을 발견하고 혼자 실실 웃었더랬다. 보통 사람들에게는 그냥 넘길, 혹은 알아차리지도 못할 일이었지만 내게는 희망의 메시지처럼 보였기 때문이다.

멋지게 살아남아 예전의 일상으로 복귀했다는 사실만으로도 다행이고 또 다행이다. 부질없는 욕심을 기꺼이 내려놓은 내 삶의 새 이력서는 2099년까지 '소소한 행복'으로 채워나갈 계획이다.

아픔은
내가 살아있다는
증거

기창균

끝없는 시련

시작은 '건선'이라는 피부병이었다. 어느 날 몸 여기저기에 반점과 각질이 생기더니 가렵고 자꾸 커져만 갔다. 병원에서 보여준 사진을 보니, 너무나도 무서운 병이었다. 환우모임을 통해 정보를 얻고 사해소금으로 반신욕 몇 달 하다 보니 지긋지긋한 건선으로부터 해방되는 듯했다. 그즈음 건강검진에서 결핵 판정을 받았다. 몸의 면역이 떨어져 자꾸만 병이 찾아오는 것 같아 울적했다. 불규칙한 약 복용 탓일까, 얼마 지나지 않아 재발 선고를 받았다. 하늘이 무너지는 기분이었다. 진료결과를 묻기 위해 관악산 국기봉에서 전화로 확인했는데 "재발했습니다!"라는 말을 들은 시각이 오후 4시 44분이었다. 그날 이후로 무심코 시계를 보다 4시 44분을 보면 지금도 가슴이 방망이질 친다. 마음을 추스르고 9개월에 걸쳐 규칙적으로 약을 복용하며 드디어 완치 판정을 받았다. 이제 약에서 해방이다!

개인적으로 '건강관리 참 잘하는 사람'이라고 주위에서 칭찬을 많이 듣고 살았다. 젊은 시절부터 수영과 조깅, 꾸준한 산행은 물론 집에서도 단 하루도 거르지 않고 체조를 해왔던 나였다. 이 모든 노력을 비웃기라도 하듯 시련은 잊을 만하면 나를 찾아왔다.

2010년 10월, 회사 건강검진 결과가 백혈병이 의심된단다. 이건 또 무슨 병인지! 건선, 결핵, 그리고 백혈병, 꼬리에 꼬리를 무는 시련에 하늘을 원망하지 않을 수 없었다. 급히 병원을 찾아 골수검사를 하고 지혈할 즈음 집사람이 왔다. 아내의 얼굴을 보는 순간 마취가 조금씩 깨면서 참았던 서러움에 눈물이 복받쳤다. 직장은 그대로 다니면서 약 복용만 잘하면 괜찮을 것이라는 교수님의 말에 조금은 위로가 됐다.

곧바로 약물치료를 시작했다. 표적항암제를 복용하면서 수치가 꾸준히 떨어진다는 희소식을 들었다. 얼마 후에는 '루 산우회' 행사에도 참가했다. 여기서 만난 한 환우와 친해져 돌아오는 길에 이런저런 대화를 많이 나누었는데 자기는 '315번 유전자의 돌연변이'라는 강력한 내성이 와서 기존 약이 듣지 않아 힘들다고 했다. 이듬해 충남 금산에서 열린 CML 캠프 때 이 환우를 다시 만나게 되었는데, 임상시험으로 신약을 먹어도 치료가 되지 않아 이식을 한단다. 정말이지 내 일처럼 마음이 아팠다. 이식을 15일 앞두고 함께 여행 다녀오자고 권했다. 순수하고 착한 그를 위로해주고 싶었다. 3박 4일 동안 우리는 강원도 이곳저곳을 여행했다.

같은 병을 앓고 있는 환우와의 꿈같은 일탈을 뒤로하고 다시 일상으로 돌아왔다.

나 또한 1년 6개월간의 치료 경과를 보고 약을 바꿔야 한다고 했는데 교수님이 진료실에서 돌연변이 검사결과를 확인하기 위해 1시간 후에 다시 보자셨다. 진료실 밖에서 대기하면서 T315I 돌연변이가 아니기만을 바랐다. 교수님 말씀이 T315I 돌연변이가 있단다. 일단 약을 끊지 말고 한 달 후에 한 번 더 검사하고 신약으로 바꾸어볼지 검토하자고 했다. "고맙습니다!"라고 말하고 진료실 문을 나서는데 '나도 이제 이식을 해야 하나 보다' 하는 마음에 억장이 무너졌다.

다음 날 아침 일찍 집사람과 마음을 추스르러 산에 올랐다. 언제나 변함없이 그 자리에서 나를 반겨주는 산을 한참 동안 바라보다 집으로 돌아왔다.

저녁이 되어 아들에게 나의 상황을 알렸다. 이야기를 꺼내다 말고 갑자기 눈물이 났다. 약해진 아버지의 모습에 아들도 말없이 운다. 얼마 후 한 통의 전화가 걸려왔다. 주치의 선생님이었다. 순간 뭔가 좋은 일이 있을 것 같다는 생각이 뇌리를 스쳤다. 수년 전 '4시 44분'이라는 시간에 눈이 멎자마자 불행을 직감한 것과는 전혀 다른 느낌이었다. 신입연구원의 착오였다며 내성은 없다는 교수님의 말에 그렇게 기쁠 수가 없었다. 조삼모사라더니, 불과 얼마 전 울고불고했던 내가 아이처럼 환호하고 있다. 전화를 끊고 아내와 아들에게 소식을 전하자 나의 변덕은 저리 가라 할 나는 이 만성골수성백혈병이라는 복병을 살살 어르고 달래는 참이다.
우여곡절이 많은 생이지만,
언제나 그래왔듯 이 또한 잘 이겨낼 것이다.
즐거운 일을 많이 만들어 기왕이면
좀 더 행복한 투병생활을 이어가자는 마음에,
발병 직전 입문한 색소폰 연주도 다시 시작했다.

지금은 부작용 때문에 항암제를 감량하여
치료 중이지만
나는 여전히 희망의 끈을 놓지 않고 있다.

아픔이야말로
내가 살아있다는 증거이기 때문이다.

정도로 냅다 기쁨의 비명을 지른다.

잠시 동안의 해프닝이었지만, 그날의 일은 나로 하여금 더욱 절실한 마음으로 철저하게 치료에 임해야 한다는 각오를 안겼다. 다음날 진료에서 T315I 돌연변이는 없지만 부적절한 유전자반응을 보이고 있어 더 철저히 치료하기 위해서 나는 새로운 약을 처방받았다. 약 복용 시간인 오전 9시 30분을 휴대전화 알람으로 맞춰놓고 그 시간이면 꼭 약을 복용했다. 혹시 늦잠이라도 자서 약 먹을 시간을 놓칠까 봐, 늘 긴장을 유지하며 살았다.

투병지침을 철저히 실행에 옮기며, 나는 이 만성골수성백혈병이라는 복병을 살살 어르고 달래는 참이다. 우여곡절이 많은 생이지만, 언제나 그래왔듯 이 또한 잘 이겨낼 것이다. 즐거운 일을 많이 만들어 기왕이면 좀 더 행복한 투병생활을 이어가자는 마음에, 발병 직전 입문한 색소폰 연주도 다시 시작했다.

세월이 흘러, 송골매 밴드에 열광하던 청년이 관광버스를 운전하는 백혈병 환자가 됐다. 젊은 날의 뜨거운 꿈은 접었어도, 산책길에 저녁노을을 바라보며 색소폰을 연주하는 나의 심장은 여전히 건강한 삶을 동경하고 있다. 다행히 더 이상의 시련은 일어나지 않았다. 지금은 부작용 때문에 항암제를 감량하여 치료 중이지만 나는 여전히 희망의 끈을 놓지 않고 있다. 아픔이야말로 내가 살아있다는 증거이기 때문이다.

성인식을 앞두고

주기만

5년 후 병원을 다시 찾다

"지금도 병원은 계속 다니시죠?"

담당의사의 첫마디에 나는 온몸이 굳어지고 머리가 쭈뼛 서는 느낌이 들었다. 골수이식 후 8년간 병원에 다니다 몸에 아무런 이상이 없어서 다 나았다는 생각에 5년 넘게 병원에 가지 않고 있었던 터였다. 하지만 근래에 2층 계단만 올라도 숨이 차고, 다리가 퉁퉁 부어올라 혈액검사를 받기 위해 처음 백혈병을 진단받았던 동네 병원을 찾았는데 지금도 백혈병 관리를 위해 계속 병원에 다니느냐는 의사의 말에 나는 할 말을 잃고 말았다. 결국 마지막까지 치료를 받았던 대학병원을 다시 찾아가야만 했다.

완치되어 가고 있다는 진단을 받은 뒤 5년 만에 다시 찾은 병원. 환자 대기실 앞에서 나는 한없이 초라했다. 아이들을 두고 했던 약속, 아내를 보며 가슴 깊이 새긴 다짐들을 불과 5년 사이에 물거품처럼 날려버린 나이다. 골수이식을 해준 형님에게도 면이 서질 않았다. 지독한 자괴감과 자책감에 사로잡혀 이대로 도망쳐버리고 싶을 정도였다.

내 몸의 상태는 참담했다. 백혈병의 상태는 나빠질 대로 나빠져 있었다. 오랜만에 만난 주치의 선생님의 호된 질책이 이어졌다. 나는 낙제점을 받은 학생처럼 고개를 푹 숙였다. 아내에게 또 우리 아이들에게 아직 못 해준 게 많은데… 병원을 피해 다니며 허망하게 흘려보낸 시간들이 가슴에 사무쳤다.

마흔셋의
사춘기

만 30세가 되던 1995년 처음 백혈병이 발병하고 정말 운 좋게도 나는 곧 골수이식을 받았다. 그 당시 생존할 수 있는 유일한 방법이었다. 형제들이 이식해줄 수 있는지 검사해봐야 하기 때문에 나는 어쩔 수 없이 가족들에게 내 병을 알렸다. 그 소식에 어머님은 기절하시고 둘째를 임신한 아내도 눈물바람이었다.

내게는 어떻게 해서든지 살아야겠다는 의지뿐이었다. 세계 최고 의료진을 찾아서라도 어떤 비용이든지 감수하고 꼭 치료받고 살아야겠다는 희망밖에 없었다. 사랑하는 아내, 어린 아들, 엄마 뱃속에 잉태된 아이, 어머님, 형, 누이동생, 친구들을 등지고 이별을 하고 싶진 않았다. 순서대로 검사는 이어지고 다행히도 형님의 유전자가 일치한다는 통보를 받고 잠시나마 안도의 한숨을 쉬었다.

발병한 지 1년 8개월 무렵에 골수이식을 했다. 무균실 50일 동안 그곳에서 어떻게 보냈는지 비몽사몽 기억을 잘 할 수 없지만 6시간 간격으로 먹는 부설판 항암제를 한 주먹씩 나누어서 먹을 때마다 눈물을 삼켜야 했다. 멸균 밥은 삼킬 수 없을 만큼 맛도 없었지만 그래도 약을 먹으려면 조금씩 억지로라도 먹어야 했다. 독한 약을 먹으면 구토도 이어졌지만 다행히 골수는 생착을 잘하여 곧 준무균실로 옮기게 되었다.

그 무렵 여의도 윤중로에는 벚꽃이 피어 있었다. 창가에 핀 벚꽃들은 내 인생과 같다는 생각이 들었다.

'나도 힘든 날을 참고 견디고 밖으로 나가면 저 꽃들과 같이 아름다운 삶을 살 수 있겠지. 하나님이 나를 살려주신다면 가족들에게도 잘하고 세상에 좋은 일 많이 하고 살아야지.'

나는 철없이 보낸 지난 시절을 후회했다.

무균실은 면회가 되지 않기 때문에 찾아오는 친구들은 휴대폰으로 통화하며 여의도 둔치 주차장에서 병원을 향하여 손을 흔들며 빨리 회복하라면서 손을 흔들어주었다. 창밖을 쳐다보며 나도 모르게 눈물이 쉼 없이 흘렀다. 반드시 회복하여 사랑하는 친구들, 보고 싶은 내 아들 둘, 그리고 아내와 가족을 위해 병과 싸워 반드시 집으로 돌아가겠다고 수십 번, 수백 번씩 되뇌었다.

세월이 흘러 나는 지금 백혈병 환자로 태어난 지 18년이 되었다.
만성골수성백혈병 환자들의 동아리인
'루 산우회' 최고참 중 하나다.
환우들을 위한 단체에서 작은 소임을 맡아 봉사하며
병에 관한 새로운 정보를 수집하고,
환우들과 함께 산행을 한다.

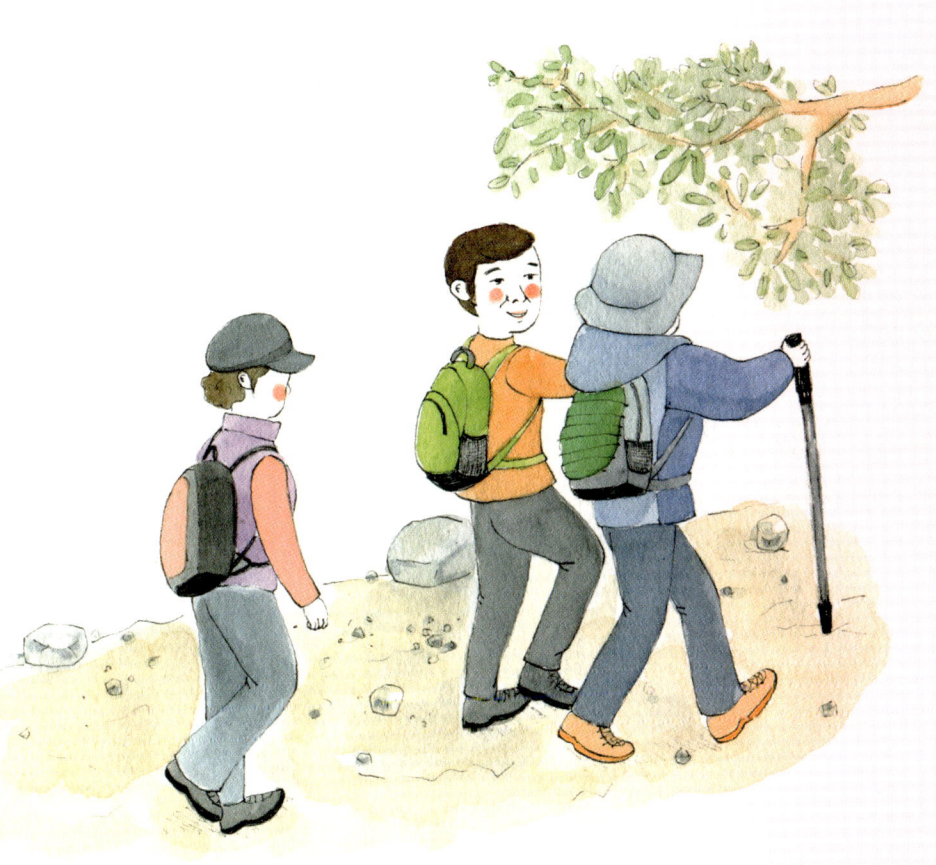

60세가 넘은 어머니는 입원해 있는 동안 나를 보러 서대문에서 버스와 전철을 타시고 여의도역에서 면회 시간을 맞추기 위해 여러 차례 뜀박질로 달려오셨다. 나를 간호하던 아내도 많이 힘이 들었다. 수술비와 약값 부담이 커서 돈을 아끼기 위해 내가 먹다 남긴 밥을 먹었다는 말을 훗날 들었다.

골수이식 수술을 받고 무균실에서 50일간의 투병 끝에 나는 퇴원했다. 그리고 그 후 8년 동안은 정기적으로 병원에 다니며 몸을 잘 살폈다.

몸이 슬슬 정상화되자 나는 지긋지긋한 병원에 발걸음을 딱 끊었다. 하얀 색의 헌혈차만 봐도 고개를 돌렸다. 그리고 보통의 남자, 보통의 가장으로 살아왔다. 늦게 퇴근하는 내 양복을 받아주는 아내 얼굴에 근심이 드리웠지만 난 애써 모르는 척했다. 다시 '환자'로 돌아가고 싶지 않았다.

사춘기의 방황과 같은 것이었다. 2007년, 골수이식 나이로 열 살의 나는 사춘기 소년들이 부모를 떠나 방황하듯 병원을 떠나 세상을 돌고 돌았다. 이식 후 이 정도면 거의 완치라는 생각에 술과 담배, 늦은 밤거리 활보로 신체 건강한 젊은 사람보다 더 몸을 혹사했다. 그렇게 선상을 혹사한 대가는 너무도 컸다.

소년의 꿈

● 3년간의 방만한 생활 중에 다시 급성기로 찾아온 백혈병은 곧바로 내 인생을 곧 끝낼 기세로 피 속을 백혈병 세포로

가득 채우고 있었다. 또다시 착실하게 투병을 하며 3년이 흐른 지금 내 병세는 완치에 가까울 정도로 회복되었다. 너무도 다행스러웠던 건 백혈병에 좋은 개인 맞춤 약제들이 많이 나온 탓에 옛날과 같은 공포스런 투병 생활이 없었다는 점이다.

세월이 흘러 나는 지금 백혈병 환자로 태어난 지 18년이 되었다. 만성 골수성백혈병 환자들의 동아리인 '루 산우회' 최고참 중 하나다. 지금도 나는 종종 대학병원을 찾고 환우들을 만난다. 환우들을 위한 단체에서 작은 소임을 맡아 봉사하며 병에 관한 새로운 정보를 수집하고, 환우들과 함께 산행을 한다. 내가 그토록 두려워했던 백혈병을 여러 가지 경로로 가까이 두고 있다.

그리고 종종 환우들이나 그 가족들에게 내 이야기를 전한다. 이 병을 치료하는 데에 그치지 말고 일생을 다하여 관리하고 보살피라고 말이다. 내 부끄러웠던 과거사 고백이 누군가에겐 교훈이 되고 새 힘이 되길 바라는 마음에서다.

흑룡강의 봄

최순희

이역만리에서 거센 눈보라를 맞다

이제 겨우 열두 살이 된 어린 자식을 떼어 놓고 한국에 왔다. 모진 엄마를 배웅하면서도 아이는 이게 얼마나 긴 이별이 될지 꿈에도 모르는 얼굴이었다.

내 고향은 중국 흑룡강성 상지시 하동향. 한국에 가겠다는 나의 말에 고향 사람들은 "한국은 잘 사는 나라니, 몇 년만 고생하면 아픈 남편 치료비도 모으고 자식 교육도 남부럽지 않게 시킬 수 있을 거다"라며 어깨를 두드려주었다. 다들 한마음으로 응원해주면서도, 가장이라는 무거운 짐을 지고 타향으로 떠나는 나를 측은한 눈으로 바라보는 것 같았다. 그런 거야 얼마든지 괜찮았다. 이별이 뭔지도 모르는 어린 자식의 해맑은 눈망울이 자꾸만 눈에 밟혔다. 약해지지 말아야지, 애써 마음을 다잡고 한국 땅에 발을 디딘 지도 어느덧 십 년이라는 시간이 흘렀다.

몇 년 동안 나는 정말 열심히 일했다. 설거지부터 서빙, 청소 등등 내게 일자리를 주는 모든 분에게 그저 감사하며 밤낮을 가리지 않고 일하고 또 일했다. 건강이 좋지 않아 일할 수 없는 남편과 연로하신 시어머니, 나보다는 더 멋진 삶을 살아야 할 딸을 생각하면 잠시도 쉴 수 없었다. 간혹 부당한 대우를 받기도 했지만, 그동안 받았던 감사한 일을 떠올리며 가슴에 묻었다.

그러던 어느 날 내가 백혈병에 걸렸다는 사실은 나를 흑룡강의 매서운 추위 속으로 이끌었다. 만주땅 최북단 러시아와 국경을 이루며 북태평양으로 흘러가는 장엄한 흑룡강은 겨울이면 영하 30~40℃를 오르내린다. 월동준비를 아무리 해도 겨울을 감당해내기란 쉽지 않았다. 흑룡강이 얼어붙으면 국경이 흰 눈 속에 파묻혀 천지가 하나의 세상으로 보이는데, 눈이 많이 내린 날에는 눈 표면에 가스가 생기면서 주변의 모든 것이 하얗게 보이곤 했다. 암 선고를 받은 그 날은 꼭 흑룡강 한복판에서 거센 눈보라를 맞고 서 있는 기분이었다.

'아직 대학 갈 일이 남은 하나뿐인 내 딸은 어떻게 하나…. 몸 상태가 좋지 않은 남편은, 연로하신 시어머니는 어쩌지?'

과로 탓에 천근만근인 몸이 더러 아플 때도 있었지만, 병원에 가는 건 사치라는 생각에 번번이 몸의 신호를 무시한 게 일을 키웠는지도 모르겠다. 이렇게 될지도 모르고 닥치는 대로 일만 했던 지난날이 이제 와 내 발등을 찍는구나…. 백혈병이라면 보통 병이 아닐 텐데 앞으로 그 엄청난 치료비를 어떻게 감당하나…. 몸은 칼로 베는 듯 아팠고 마음은 절망과 무력감으로 시들어갔다. 몸과 마음이 지옥을 전전하는 찰나, 내게 기적같이 열린 천국의 문이 바로 대한민국 정부와 대학병원의 아낌없는 후원, 그리고 주치의 선생님과의 만남이었다.

다시 꾸는 '진짜' 코리안 드림

기실 한밤중에 다치거나 아파 병원에 가도 집을 가진 한국인의 보증이나 입원보증금 수백만 원을 요구하기 때문에, 나와 같은 교포나 대다수의 외국인 근로자들은 아파도 치료를 포기하고 발길을 돌릴 수밖에 없다. 이런 냉대 속에 '반(半) 한국인'으로 살다가 '반(反) 한국인'이 되어 돌아가는 사람들을 지난 몇 년간 숱하게 봐왔더랬다. 그러나 적어도 대학병원에서 만난 나와 같은 처지의 사람들은 '알고 보니 한국 사람들은 정말 좋은 사람들'이라는 말을 입에 달고 있었다.

돈이 많이 든다면 언감생심 치료는 포기하려던 나였지만, 거의 공짜에 가깝게 책임지고 치료해주는 한국의 병원 덕분에 나는 다시 조심스럽게 삶을 꿈꿀 수 있게 됐다. 외국 사람들이 원정치료를 오는 의료강국 한국에서 이 무서운 병이 발병한 것이 차라리 천운이라는 생각도 들었다. 비록 이역만리 타향에서 어려운 일을 당했지만, 보이지 않는 손이 건네준 도움과 뛰어난 한국 의술의 수혜자가 될 수 있어 그저 감사할 따름이었다.

나는 지체하지 않고 항암약물 치료에 돌입했다. 의사 선생님이 경고한 약의 부작용과 암의 무게가 생각보다도 훨씬 버겁긴 했지만, 살 수 있다는 희망이 생긴 것만으로도 버텨낼 수 있었다. 의료진에 대한 믿음과 함께 닫혔던 마음의 문이 열리고 나니, 나의 병세에 대해서도 시시콜콜 말할 수 있게 됐고 궁금했던 모든 일들에 대해 주치의 선생님의 조언을 구할 줄도 알게 됐다. 누가 말을 걸어주길 기다리는 것이 아니라 내가 먼저 찾아가 말을 건넬 수 있게 되면서, 나는 좀 더 적극적으로 병에 맞서고 있었다.

나는 점점 달라졌다. 늘 도움을 받기만 하는 존재가 아니라 나도 이웃 사랑을 나누는 한국 사람이라는 걸 보여주고 싶다는 마음에 병원에서 만나는 환우들에게도 마음을 열고 다가가 동병상련의 정을 나누었다. 이런 병고까지 감당해야 할 정도로 잘못 살아온 건 아니라고 생각하지만, 그래도 지금까지 잘못된 삶의 방식이 있다면 고쳐서 앞으로의 삶에 좋은 밑거름을 만드는 계기로 삼자고 수없이 다짐했다.

그동안 내 몸 돌보기를 소홀히 여겼지만, 정해진 시간에 약을 먹기 위해서라도 꼬박꼬박 끼니를 챙겨 먹기 시작했다. 혹시라도 약 먹는 것을 잊어버릴까 봐 집안의 가장 잘 보이는 곳에 약을 두었으며 물도 많이 먹어야 한다는 주치의 선생님의 말씀도 잘 지켰다. 병원에서 하지 말라고 하는 일은 수첩에 적어 놓고 하늘이 두 쪽 나도 지키려고 노력했다. 나의 목숨과 내 건강을 지키는 일이라면 이 정도의 불편함은 아무것도 아니라고 생각했다. 그 어느 때보다 호강하게 된 내 몸은 하루가 다르게 호전됐다. 존재만으로도 힘이 되는 주치의 선생님의 뛰어난 의술과 책임감 있

돈이 많이 든다면 연갑생심 치료는 포기하려던 나였지만,
거의 공짜에 가깝게 책임지고 치료해주는
한국의 병원 덕분에

나는 다시
조심스럽게
삶을 꿈꿀 수 있게 됐다.

는 치료에 가족들도 안심하는 듯했다.

이제 나는 일상생활에 거의 지장이 없을 만큼 안정을 되찾았다. "평생 조심해야 하는 병이니 앞으로는 자기 몸을 소중히 여기며 살아야 한다"는 주치의 선생님의 말씀을 가슴에 새기고 건강관리에 힘쓰며 즐겁게 일한다. 덕분에 내 몸과 가정을 지켰고, 딸아이의 대학 학비도 마련할 수 있었다. "우리 걱정 그만하고 제발 엄마 건강에 좀 신경 써!"라며 눈물짓던 착한 딸은 열심히 공부해 중국 연변대학에 입학해 곧 졸업을 앞두고 있다.

매서운 한겨울의 추위가 지나고 내 인생에도 따뜻한 봄날이 찾아왔다. 가장 고통스러운 순간에 든든한 버팀목이 되어준 한국의 의료진 덕분에 우리 가족의 '진짜 코리안 드림'이 먹구름을 뚫고 반짝, 모습을 드러내고 있는 참이다.

4장 가족과의 동행

다시, 희망

아내 신현진

잔인한 5월

"으휴~ 정말 안 일어날래?"

십 여분씩 시간 차이를 두고 수차례 흔들어보지만 병원 외래가 있는 날이면 여전히 남편은 누가 이기나 두고 보자는 듯 꿋꿋이 돌아누우며 버티곤 한다. 이건 마치 학교 가기 싫어 이불 속으로 파고드는 아이와 한바탕 전쟁을 치르는 것 같다. 잉딩이를 한 대 툭 쳐주고 포기했다는 듯 내가 자리에서 일어나면 그제야 미적미적 일어나서 욕실로 향하는 남편이다. 얼마나 병원에 가기 싫으면 저럴까 짠한 마음이 앞서 마음이 영 좋질 않다. 다시는 기억하기도 싫은 악몽 같던 그날 이후로 벌써 3년의 시간이 흘렀다. 5월의 신록 위에 넘실대던 그 눈이 부신 햇살이 얼마나 날카롭게 우리 마음을 후벼 팠는지….

7년 연애 끝에 결혼해 남편의 근무지인 원주에서 달콤한 신혼생활을 보내고 있던 즈음, 첫 임신이 잘못되어 다시 몸 만드는 데 힘쓰던 무렵이었다. 남편 역시 건강한 2세 만들기 계획에 동참하며 금연을 선언했다. 직장 건강검진이 있어 집 근처 종합병원에 다녀오던 어느 봄날, 남편에게서 갑작스럽게 전화가 왔다.

"집에 가던 중이었는데 병원에서 전화가 와서 다시 병원으로 되돌아가고 있는 중이야."

"왜? 뭐가 잘못됐대?"

"백혈구 수치가 좀 높게 나왔다네?"

"백혈구 수치? 그게 얼마나 나왔다는데?"

"1만 7,000개 정도라는데?"

"그게 얼마나 높은 건데? 뭐 별일 아니겠지~ 어서 다녀와요."

남편과 전화를 끊은 후 불안한 느낌을 지울 수가 없어 바로 인터넷 검색을 해보았다. 지금 와서 생각하니 보호자로서 나의 첫 행동 개시였다. 이후 남편은 며칠 병가를 냈고, 이전의 금연 약속 따윈 안중에도 없다는 듯 내리 줄담배를 피워댔다. 과거 시아버님께서 급성 백혈병으로 손도 못 써보고 돌아가셨기에 공포를 가중시켰는지도 모르겠다. 며칠 뒤 남편은 만성골수성백혈병 확진을 받았다. 차라리 집에서 대책 없이 마음만

졸이고 있을 때보다 훨씬 편해지는 기분이 들었다.

"만성은 급성과는 달리 치료나 예후가 나쁘지 않죠. 약만 잘 챙겨 드시면 천수를 누릴 수도 있는 병입니다."

천수를 누린다는 의사 선생님의 말에도 남편은 그다지 감흥이 없는 듯했지만, 나는 순간 남편의 손을 꽉 움켜잡았다. 혈액암으로 검사받거나 항암치료를 받으러 온 환자들, 그리고 보호자들…. 모두 다 저렇게 의연한 표정으로 오가는데, 나도 언젠가는 이 상황이 익숙해질 날이 오긴 하는 걸까?

표적항암제의 부작용

앞으로의 치료를 고민하던 중 우리는 인터넷 카페와 각종 관련 기사를 통해 다른 병원으로의 이원을 선택했다. 하지만 잔뜩 기대하고 찾아간 이 분야 권위자에게 들은 첫마디는 "이 병은 원래 3~5년밖에 못 사는 병입니다!"라는 청천벽력 같은 말이었다. 약만 잘 먹으면 천수를 누린다고 했는데 이게 무슨 날벼락이람? 우리는 말문이 막혀 털썩 주저앉고 말았다. 우리 다음으로 들어가셨던 환우분이 "처음 오신 환자들에게는 다 그러세요."라며 위로해주셔서 그나마 마음을 놓을 수 있었다. 나중에서야 교수님의 이 레퍼토리를 거치지 않은 사람이 거의 없었다는 걸 알게 되었다.

골수검사 다음날부터 표적항암제 부작용과의 전쟁이 시작됐다. "뭐,

생각보다 먹을 만하네" 했던 신랑의 반응이 "죽어도 먹기 싫다"로 바뀐 건 단 며칠만의 일이었다. 도대체 어떤 통증인지 짐작할 수 없는 나는 안타까운 마음에 계속 다리만 주물러줬지만 거의 효과가 없는 듯 보였다. 결국 극심한 근육통에 병가를 2주 더 써야 했고 한밤중에도 응급실을 가봐야 하나 수없이 전화기를 들었다 놨다 하다가 다시 외래를 당겨서 병원을 찾았다. 진통제를 처방해주시며 교수님은 너무나 간단히 말씀하셨다.

"아픈 걸 참으면 안 되지."

하아…. 바보같이 참는 게 능사는 아니구나! 새로운 교훈을 얻었다.

우리 남편,
제법 선배티 나네~

투병을 이어가며 우리는 새로운 인연들을 많이 만나게 되었다. 인터넷 카페에서의 활동을 통해 알게 된 분들과 병원에서의 인연으로 만난 분들과의 교류를 통해, 병에 대해 좀 더 깊이게 대처하는 방법을 하나하나 배워나갔다. 특히 '루 산우회' 회원들과 어울리며 남편은 자신의 병에 대해 의연해진 것 같다. 처음엔 솔직히 교수님의 강압(?)에 의해 떠맡게 된 강원지부장 자리지만, 새로 발병한 환우와 전화로 상담해주고 있는 남편을 보고 있노라면 '그래도 우리 남편, 이젠 제법 선배티가 나네?' 하고 속으로 생각하면서 피식 웃게 된다.

신랑의 발병 이후 아이는 말 그대로 '있어도 그만 없어도 그만'인 존재가 되어 우리 인생의 한참 후순위로 밀려났다. 기실 백혈병 확진과 함께

여전히 부모가 되는 게 두려운 우리 부부지만
우리에게 살아갈 희망이 되어줄 아이라 믿으면서
아이를 위해서라도 최선을 다해 살자는 다짐을
매일매일 하게 된다.

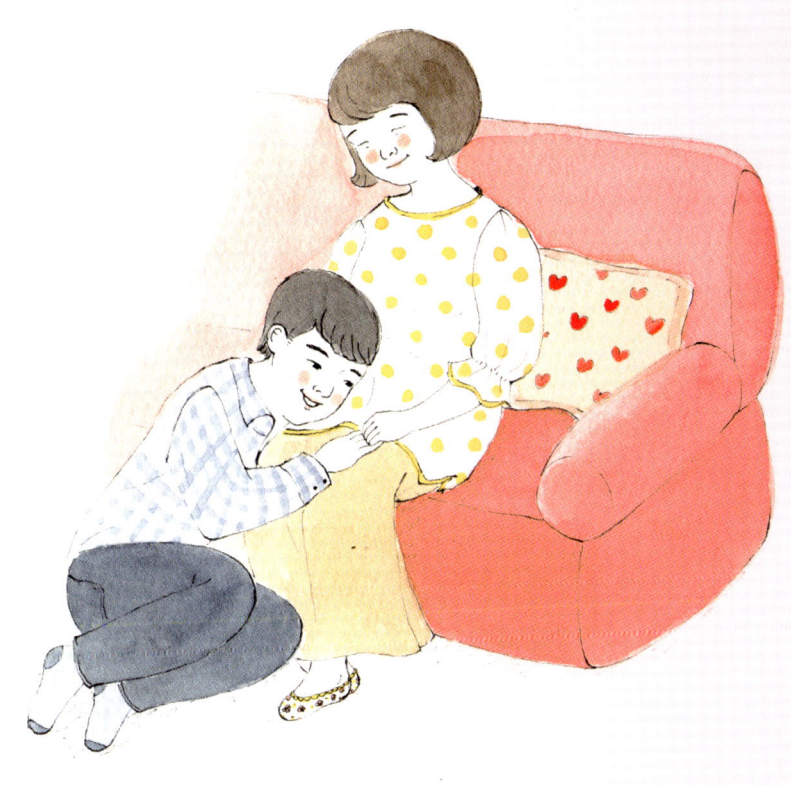

남편은 "아이가 생겨도 두려울 것 같다"고 늘 말해왔다. 우리가 건강한 부모로서 그 아이가 독립할 때까지 책임져줄 수 있을까? 이런저런 어두운 미래를 생각하면 우리가 반대로 아이에게 짐이 될 것 같아 솔직히 두려운 게 사실이었다. 결국 두 사람의 행복만 생각해도 모자라는 시간이라고 생각하며 우리는 부지런히 여행도 다녔고, 최대한 낙천적으로 살려고 노력했다.

그러던 작년 여름, 우리에게 다시 아이가 찾아왔다. 뜻밖의 임신이었지만 그때까지의 걱정에 비해 임신에 대한 반가움은 꽤 컸다. 당황스러웠지만 우리에게 찾아와준 아이에 대한 고마움은 어디에도 비할 수 없는 것이었다. 아기는 내 뱃속에서 무럭무럭 잘 자라주었고, 벚꽃 흩날리는 계절에 태어나 '봄'에 대한 아빠, 엄마의 트라우마를 말끔히 해소해줬다. 남편이 매일 세상에서 가장 달달한 목소리로 내 배를 쓰다듬으면서 "아가야, 우리 건강한 모습으로 만나자, 약속~" 하며 아기에게 인사하던 순간을, 하나도 잊지 않고 기억해두고 있다가 이다음에 아이에게 꼭 들려주리라. 여전히 부모가 되는 게 두려운 우리 부부지만 우리에게 실낱같이 희망이 되어줄 아이라 믿으면서 아이를 위해서라도 최선을 다해 살자는 다짐을 매일매일 하게 된다.

상관없다

연애 초, 내 건강이 좋지 못하다는 사실을 어렵게 고백했을 때, 그 당시 남자친구였던 신랑은 너무나도 덤덤하게 말했다. "상관없어"라고. 그 말이 너무 고마워 나는 정말 많이 울었다. 결혼한 지 1년이 되어 발병한 것에 대해 남편이 내게 많이 미안해하기에, 이때다 싶어 나도 그렇게 말해주었다.

"나도 상관없어. 이런 걸 두고 전문용어로 '쌤쌤'이라고 하는 건가?"

내가 아프다는 이유만으로 사랑하는 사람이 날 떠날 것이라는 두려움은 정말 부질없는 것이었구나 하고 나는 그제서야 확실히 알게 되었다. 사랑한다는 건 그 사람 옆에서 지켜보고 지켜주고 싶은 거지 주저하고 도망가는 게 아니라는 걸. 내가 반대 입장에서 겪어보니 비로소 그 입장을 이해하게 되었다. 그저 바라는 건 이 사람이 계속 건강을 잘 지켜서 최대한 내 옆에 오래 머무르는 것이고, 아마 내 남편도 나와 같은 것들을 바라고 있을 거라고 확신한다.

늦은 밤이라서 그런지 세상이 너무나 조용하다. 안방에서 고로롱 고로롱 남편의 코 고는 소리가 들려온다. 자는 모습이 꼭 아기 같다고 가끔 신랑을 놀리곤 했는데, 이젠 남편 옆에 남편과 똑같은 모습으로 잠들어 있는 우리 딸을 내려다보고 있다. 어쩌면 예상했던 것보다 훨씬 더 많은 시간을 백혈병과 함께해야 해도, 우리가 함께라면 상관없다.

아내 곁,
내 자리

남편 박철우(가명)

아내와 나는 참 우연찮게 만났다. 길에서 마주친 아내가 하늘거리는 플레어스커트를 입고 있었다는 것까지 나는 똑똑히 기억하고 있다. 정신한 봄날 같은 미소를 띤 사려 깊은 여자에게 나는 첫눈에 반했다. 그녀로 인해 내 인생의 행복은 예전과 비할 바 없이 커져갔고, 우리는 평생을 함께할 것을 약속했다.

결혼 후 오랫동안 준비해왔던 시험에도 합격하면서, 모든 게 참 술술 풀린다고 생각했다. 계획했던 우리 예쁜 아기도 엄마 뱃속에 잘 자리 잡았고 말이다. 모든 일이 잘 되어 이런 큰 시련이 닥친 것 같아 너무 행복했던 우리를 원망한 적도 있다.

산부인과에 다니던 중 아내의 백혈구 수치가 다른 산모들보다 좀 높다는 말을 들었다. 임신하면 있을 수 있는 일이라며 다음 내원할 땐 다시 내려갈 수 있으니 지켜보잔다. 대수롭지 않게 생각하고 몇 주 뒤 다시 찾은 산부인과에서는 서둘러 큰 병원에 가보라고 했다. 서울의 큰 병원에서 정밀검사 끝에 나온 아내의 병명은 만성골수성백혈병이었다.

지금 와선 정말 상상하기도 싫고 무서운 얘기지만 주치의 선생님에게 "만약 아내가 잘못될 수도 있는 상황이 온다면, 뱃속의 아기에겐 미안하지만 무조건 아내를 먼저 구해야 한다"는 말을 내뱉고야 말았다. 우리 아기에겐 씻을 수 없는 죄이겠지만 아내 없이는 하루도 버티기 힘들 것 같았기 때문이다.

그러나 태아가 이미 너무 자랐다는 말과 함께, 발병 초기에는 진행 속도가 그렇게 빠르진 않다는 말을 듣고 무엇이든지 시키는 대로 하겠다고 했다. 돌아오는 길. 우리는 함께 울었다. 나는 아내가 걱정돼 눈물이 났는데, 아내는 행여 혼자가 될지 모를 내가 가여워 운다고 했다.

다시 찾은 병원 진료실. 교수님은 출산 후에 백혈병 치료에 들어갈 테니 매주 혈액검사하고 백혈구 수치 등 추이를 지켜보자고 하셨다. 아내를 위해 남편인 내가 할 수 있는 일을 찾아서 해야 했다. 적을 알고 나를 알면 백전백승이라는 말을 믿고, 만성골수성백혈병에 대해 공부하기 시작했다. 뭔가 희망의 빛이 좀 더 크게 다가오는 듯했다. 무섭게만 보이던 '생존율'이란 단어도, '부작용'이란 단어도 죽음과는 거리가 있었기 때문에 앞으로 풀어나가야 할 숙제 정도로만 생각하기로 했다.

더한 암도 많다던데 차라리 만성골수성백혈병이어서 다행이라고, 원

지금 와선 정말 상상하기도 싫고 무서운 얘기지만 주치의 선생님에게
"만약 아내가 잘못될 수도 있는 상황이 온다면,
뱃속의 아기에겐 미안하지만 무조건 아내를 먼저 구해야 한다"는 말을 내뱉고야 말았다.

우리 아기에겐 씻을 수 없는 죄이겠지만
아내 없이는 하루도 버티기 힘들 것 같았기 때문이다.

망 대신 희망을 품기로 했다. 이겨내고 풀어나갈 수 있는 숙제를 주심에 감사하기로 했다.

약 대신
고등어 반찬

● 　　　　　뱃속 아기의 태명을 '복둥이'로 지었다. 생각해보니 엄마 병을 하루라도 빨리 알려주려고 우리 곁으로 온 것 같아 한없이 고맙고 기특했다. 이 소중한 아기에게 잠시라도 그런 생각을 했던 나 자신이 죄스러웠다. 이제 이 모든 번뇌를 씻고 사랑하는 나의 가족을 지켜내는 것만이 나의 할 일이었다. 회사에 양해를 구하고 아내와 아기

만을 위해 나의 모든 시간을 쓰기로 했다. 매주 산부인과와 혈액내과를 오가며 아기의 건강과 아내의 병을 체크했다.

그러나 내가 할 수 있는 일은 그저 아내의 옆자리에 함께 있어주는 것뿐이었다. 늘어나는 아내의 주삿바늘 자국을 보는 건 너무 마음이 아팠지만 웃으며 잘 참고 있는 아내가 너무 대견했다. 산부인과에서 처음으로 들었던 아기의 우렁찬 심장박동 소리에 우리는 더 힘을 냈다.

그러다 다시 한 번 난관이 찾아왔다. 경부 길이가 짧아 조산의 위험이 있다는 것이었다. 아내는 할 수 없이 다니던 회사를 예정보다 일찍 휴직하고 출산 준비에 전념했다. 때마침 인터넷 카페를 통해 아내처럼 임신 중에 발병 사실을 알게 됐으면서도 무사히 출산하고 잘 치료받고 있는 선배 환우를 만나 큰 힘이 됐다.

등 푸른 생선 기름이 만성골수성백혈병 치료에 도움이 될 수 있다는 이야기를 듣고, 그날로 고등어 반찬을 매일같이 아내의 식탁에 올렸다. 임신 때문에 약을 복용할 수 없었기에 더욱 열심히 먹였다. 나의 정성이 통했는지, 조금씩 올랐던 백혈구 수치도 주춤했다.

한 주 한 주 늘어갔던 아내의 주삿바늘 자국, 길게만 느껴졌던 40주의 시간…. 그 어느 해보다 춥고 길기만 했던 겨울이 지나가고, 따뜻한 봄날 2시간의 산고를 거쳐 우리 아기가 세상에 나왔다.

"산모와 아기 모두 건강합니다!"

살면서 이토록 큰 감동을 안겨준 말이 또 있었던가. 우리는 세 식구가 되었고 지금 누구보다 행복한 시간을 보내고 있다.

새로운
국면

● 2주간의 초유 수유를 끝내고, 출산 후 3주째부터 아내는 표적항암제를 복용하기 시작했다. 출산으로 약해진 몸이 다 회복되기도 전이었지만 이제 하루라도 빨리 치료를 시작해야 하는 또 다른 숙제가 남아 있었다. 출산과 육아, 치료 모두 아내가 짊어지고 가는 모습을 옆에서 지켜보고만 있을 수밖에 없는 나였기에 마음도 많이 아팠지만, 아내 곁 내 자리에서 최선을 다할 것이라는 다짐으로 지금껏 그 자리를 지키고 있다.

어쩌면 우리를 찾아온 첫 번째 시련일지도 모른다. 덕분에 면역력이 생겼으니, 앞으로 헤쳐나가야 할 많은 난관 앞에 서로 의지하면서 매 순간을 씩씩하게 이겨나가야 한다.

우리를 똑 닮은 아이는 어느덧 이유식을 시작했다. 엄마의 병을 가장 먼저 알려준 우리 아기천사, 항암제 복용과 함께 그 고통스럽다는 부작용을 감내하며 아내와 엄마의 자리를 최선을 다해 지키고 있는 나의 사랑에게 고마움을 전한다. 서로의 수호천사가 되어, 우리는 반드시 이겨낼 것이다.

네 자매의 성장통

언니 오창희

달라진 새해소망

해마다 새해를 열기 전, 새 다이어리에 막냇동생 다희의 생일을 옮겨 적으며 '이번 생일에도 다희가 우리와 함께할 수 있을까?'라는 두려움이 있었다. 올해는 좀 달라졌다. '이번 생일엔 다희가 더 건강하고 즐거운 모습으로 생일을 맞았으면 좋겠다!'는 희망으로 바뀌었기 때문이다.

2013년 새해를 맞이하던 날, 떠오르는 태양을 바라보며 나는 그 어느 때보다 벅찬 마음으로 새해소망을 빌었다.

〈막냇동생에게 꿈같은 2013년을 선물로 주셔서 고맙습니다. 내년에도, 내후년에도, 우리 다희가 한 살 한 살 나이 먹어가며 더 건강한 행복을 느끼게 해주세요!〉

죽음을
준비하십시오

● 다희가 만성골수성백혈병 진단을 받은 지도 벌써 4년이라는 시간이 흘렀다. 그때 다희는 겨우 만 22살, 언니들의 눈에는 마냥 어리고 철없는 '보호 대상 막둥이'였다.

큰언니와 나, 그리고 셋째는 다들 한두 살 터울인 터라 어릴 때부터 잘 뭉치고 티격태격 싸우기도 하고 사춘기 고민도 공유하며 성장통을 함께했지만, 다희는 그렇지 못했다. 나와는 열 살 차이가 나고 큰언니와는 무려 띠동갑이었던 다희는, 지금 생각해 보면 마치 외딴 섬에 홀로 사는 아이 같았다. 착하고 밝은 섬 소녀. 우리 딴에는 같이 어울리기보다는 늘 생겨줘야 하고 보호해야 할 대상이었던 까닭에 다른 자매처럼 살갑게 대해주지 못했다는 게, 어른이 되고 나서야 못내 미안했다.

언니들의 세계에 끼지는 못했지만 다희는 늘 구김살 없이 씩씩한 모습을 보여주었다. 그래서 더욱 다희 앞에 닥친 불행을 믿기 어려웠다. 암이라는 건 스트레스의 결과물이라고 들었는데, 이렇게나 밝고 명랑한 다희가 왜? 어디 한 군데라도 아픈 데가 있었더라면 그나마 받아들이기가 쉬웠을지도 모르겠다.

사회생활을 시작하고 부쩍 야식이 늘더니 전에 없이 살이 오른 다희를 위해, 아직 출가하지 않은 셋째가 두 팔 걷어붙이고 '막둥이 다이어트 프로젝트'에 돌입했던 차였다. 본격적인 다이어트에 앞서 대학병원에서 건강검진을 받던 중 알게 된 다희의 병명은 백혈병. 죽음을 준비해야 할 수도 있다는 의료진의 귀띔에 우리는 모두 아연실색할 수밖에 없었다. 출가외인이라는 핑계로 다희에게 무심했던 나는 그야말로 억장이 무너져 내리는 심정이었다.

시아버님의 도움으로 지금의 주치의 선생님과의 만남을 주선한 것이 고작 내가 도울 수 있는 일의 전부였다. 온 정성을 모아 막내를 돌보아도 모자랄 텐데, 당장 내 삶의 분주함을 핑계로 많은 순간 소홀했음을, 나는 속으로 수없이 용서를 빌고 또 빌었다.

동생을 위해
골수이식수술을 받다

어려서부터 참는 것 하나는 일등이었던 우리 다희는 백혈병이라는 인생 최대의 난관과 맞닥뜨리고서도 의연하게 견뎌주고 있다.

천만다행으로 큰언니의 골수와 일치한다는 결과가 나와, 1년 전 다희는 골수이식수술을 받았다. 평소 "다희는 내가 업어 키웠지!"라는 농담을 자주 하던 언니는 생사의 갈림길에 놓인 동생을 위해 주저 없이 수술대에 올랐다. 각자의 삶을 아등바등 살아내느라 그 소중함을 잊고 지냈는데, 다

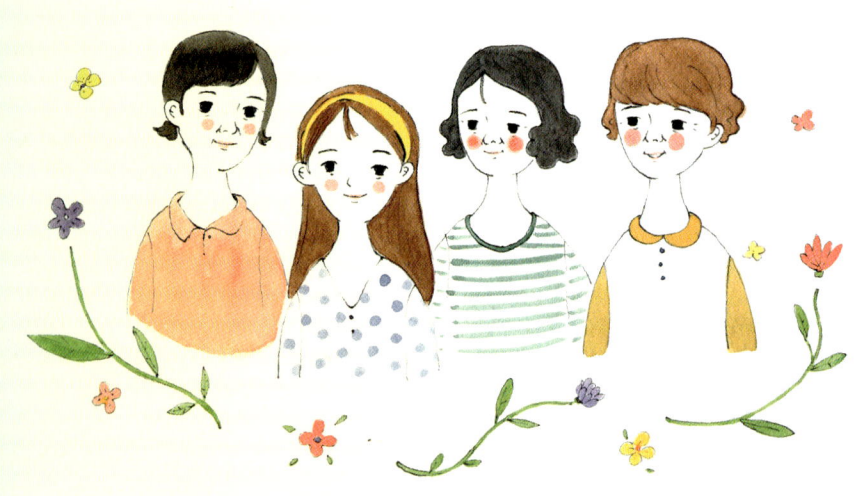

언니는 생사의 갈림길에 놓인 동생을 위해
주저 없이 수술대에 올랐다.

각자의 삶을 아등바등 살아내느라 그 소중함을 잊고 지냈는데,
다희 덕분에 우리 네 자매가 다시 끈끈하게 연결된 것 같아 고맙다.

희 덕분에 우리 네 자매가 다시 끈끈하게 연결된 것 같아 고맙다.

수술 전 1세대부터 3세대까지 4가지 표적항암제 모두를 다 써가며 부작용과 내성으로 고생하는 모습을 지켜보는 것도 어려웠지만, 이식 후 부작용 또한 결코 만만한 게 아니었다. 극심한 다리 통증을 호소하던 다희는 근육경직 증상이 나타나면서 외부와의 접촉을 자제하고 있는 중이다. 마치 갓난아이처럼 꼼짝할 수조차 없는 상황에 처한 것이다. 다시 외딴 섬에 갇힌 듯한 다희가 안쓰러워 하루에도 여러 번 가슴이 먹먹해진다.

세 언니의 기도는 한결같다. 언젠가는 우리 막둥이가 언니들처럼 건강해져서 다시 회사에도 출근하고 가슴 설레는 연애도 하고 아이도 낳고 행복하게 살 수 있길.

다희는 여전히 투병 중이고, 언제까지 그 길을 가야 할지 예측하기도 힘들다. 그렇지만 그 누구보다 다희를 사랑하는 세 언니가 있기에 그 길이 결코 외롭지는 않을 것이다. 지금껏 그래 왔듯 막둥이의 성장통을 두 눈 크게 뜨고 지켜보면서, 우리 네 자매는 그 어느 때보다 서로를 아끼고 사랑하며 행복한 추억을 많이 만들어갈 것이다.

아빠가 널 지켜줄게

아빠 박영석(가명)

미처 준비 못 한 생이별

2010년 6월 20일, 초여름 날씨라지만 유난히 더운 날이었다. 그날은 아들이 군 입대를 앞두고 징병검사를 하는 날이었다. 오후 3시쯤 되었을까, 아들에게서 전화가 왔다. 군의관이 백혈병 같으니 지금 빨리 대학병원에 가서 정밀검사를 받아보라고 했다는 것이다. 불안해하는 아들을 위해 "검사가 잘못돼 그럴 수 있으니 걱정 마라" 하고 안심시키고 진주에 도착하면 다시 연락하라고 했다. 나는 그때까지만 해도 별로 심각하게 생각하지 않았고, 아들에게서 연락이 올 때까지 회사 일에 열중하고 있었다.

　이윽고 아들에게서 병원에 도착했다는 전화가 왔고, 함께 응급실로 들어섰다. 채혈하고 기다리는 동안에도 여전히 불안해하는 아들에게 괜찮을 거라고 안심시켰다. 8시 정도 되었을까, 박진현 환자 보호자를 찾는 간호사의 목소리가 들린다. 백혈병이 맞으니 지금 바로 입원 수속을 밟으라는 말을 듣고 그만 말문이 막혔다. 이제 우리 아들 어떻게 해야 하나…. 한참 동안 멍하니 허공만 바라보고 있었다. 눈물이 났지만 집사람과 나는 서로 손을 잡고 "진현이를 봐서라도 지금은 눈물을 보이지 맙시다!" 다짐했다. 차마 아들 얼굴을 똑바로 바라볼 수가 없었다.

　이윽고 입원 수속이 이루어졌다. 일반 입원실이 아닌 암치료환자 전문 병동이었다. 무균실 병실이니 보호자는 밖에서 기다리라고 한다. 충격에 휩싸인 아들하고 이야기 한마디 할 시간도 없이 그날 저녁부터 생이별이었다. 하루아침에 드라마에나 나오던 이야기의 주인공이 되다니! 집사람과 부둥켜안고 한없이 울었다.

　보호자 한 명만 있으라고 해 나는 이불과 위생도구, 속옷을 챙기러 집으로 갔다. 분주하게 짐을 챙기고 있는데 고2 딸이 늦은 수업을 마치고 귀가했다.

　"지은아, 오빠가 백혈병이래…."

　딸하고 부둥켜안으며 또 울었다. 형제들과 통화하면서도 울고 또 울었다. 내 평생 가장 많은 눈물을 쏟아낸 날이었나. 여기저기 정신없이 소식을 전하고 나서야 겨우 마음을 가다듬고 병원으로 향했다. 개인 소독을 하고 입원실에 들어서니, 아들은 아무 말 없이 환자복에 위생마스크를 쓰고 누워있었다.

"진현아, 괜찮아. 얼마든지 나을 수 있다니까 용기 잃지 말고 치료 잘 받자. 엄마하고 아빠가 꼭 널 지켜줄게!"

그 말은 진현이뿐만 아니라 나 자신에게 하는 약속이기도 했다.

가장 좋은 약은 '나을 수 있다'는 희망

병실에는 네 명의 환자가 더 있었다. 항암치료를 받았는지 세 명은 머리카락이 없다.

"아빠, 나도 항암치료 받으면 머리카락이 다 빠질까?"

"글쎄, 모든 사람이 다 항암치료를 받는 건 아닐 거야. 걱정하지 말거라."

정밀검사 후 최종적으로 백혈병 진단을 받고 때때로 나오는 약을 챙겨 먹으며 병원생활이 시작되었다. 그러던 어느 날 진현이의 외숙모가 친구 중에 만성골수성백혈병 환자가 있다며 소개해주셨다. 그분 말씀이 "난 백혈구 수치가 20만 이상이었는데도 규칙적으로 밥 잘 먹고 약 잘 챙겨 먹었더니 일상생활하는 데 아무런 불편함이 없다"며 용기를 주셨다. 그분은 서울의 한 병원과 의사 선생님을 추천해주셨다. 천군만마를 얻은 기분이었다.

'그래, 아들 병이 낫는다면 서울이 아니라 미국이라도 가야지!'

병원에 도착해 대기하고 있는데 많은 환자들이 대기 순서를 기다리고 있어 깜짝 놀랐다. 이렇게 많은 환자가 백혈병을 앓고 있을 줄이야…. 대

> 아들아! 지금 힘들다고 생각된다면, 너는 아주 잘하고 있는 것이다.
> 노력한 만큼 결과를 얻고 싶다면 지금 힘든 상황을 이겨내면 된다.
>
> 지금껏 열심히 노력해왔으니
> 분명 목적지에 닿을 것이라는 믿음을 잃지 말고,
> 내 길을 열심히 걸어가라.
>
> 사랑한다.

기를 기다리는 모든 환자들의 표정이 밝아 보인다. 가슴이 두근거리기 시작했다.

진료실에 들어가 교수님께 여러 가지 궁금한 점과 주의해야 할 음식 등을 상세하게 여쭈었다. 왠지 아들의 병이 벌써 다 나은 듯했다. 3개월 후에 골수검사를 하기로 하고 상담은 끝이 났다.

교수님의 말대로 아들의 삶은 크게 달라지지 않았다. 첫 진료 후 1년간 아침마다 표적항암제를 먹는 게 전부였다. 진현이는 휴학과 함께 공무원 시험 준비에 매진하기 시작했다. 매일 먹는 항암제도 내성 없이 몸속에서 잘 받아주고, 몸과 마음도 한결 가벼워 보였다. 이왕 시작한 공무원 공부의 성과를 좀 더 끌어올리기 위해, 집을 떠나 서울에 있는 고시원에 들어가겠다는 아들을 나는 말릴 이유가 없었다.

힘든 만큼
찬란한 미래가 있다

2012년 1월 1일부터 본격적으로 고시원 생활을 시작하기로 하고 정기검사를 받으러 서울로 갔다. 교수님도 "밥 잘 챙겨 먹고 약 제시간에 정확히 먹으면 고시원에서 공무원 공부하는 것도 상관없다"고 하신다. 진현이도 나도 더욱 자신감을 갖게 됐다. 골수검사를 받고 가벼운 마음으로 집에 도착해 이제 곧 서울로 공부하러 갈 아들을 위해 짐을 꾸렸다.

다음 날 출근길에 택배로 보낼 짐을 차에 실었다. 얼마 후 아들에게서 전화가 왔다. 목소리가 심상치 않다.

"아빠! 택배 보냈어?"

"아니, 아직."

"그럼 보내지 마!"

방금 병원에서 전화가 왔는데 몸 상태가 좀 안 좋아졌다고 했다. 고시원은 포기해야 했다. 병원에서의 긴급호출로 고시원에 가기 위한 모든 준비는 수포로 돌아갔다.

'그래, 공부는 뒤로 미루고 아들 건강부터 챙기자!'

아들 보고 걱정하지 말라고, 교수님의 다른 처방이 있을 거라고 안심을 시켰다. 일이 밀려 서울 병원에 아들을 혼자 보냈다. 아들은 걱정 말라고 씩씩하게 발길을 돌리긴 했지만, 막상 아들을 혼자 보내고 나니 왠지 모르게 마음 한구석이 아파왔다. 퇴근하고 집에 들어서니 아들도 막 도착해 있었다. 궁금한 모든 것들을 빨리 물어보고 싶었지만 쉽게 말문이 열리지 않았다.

"걱정 마세요 아빠!"

아들의 첫마디에 긴장이 풀렸다. 교수님이 생각했던 것만큼 목표달성이 되지 않았던 것이었다며, 내일부터 약을 아침저녁 하루 두 번으로 늘리고 생활패턴을 바꾸기로 했단다. 다른 검사는 다 정상적인데 유전자 검사 수치가 0.1% 이내로 들어와야 한다. 나이가 젊으니 최선의 결과를 얻어야 한다고 복용량을 늘려 항암제를 처방해주셨던 것이다.

'아, 다행이다…. 쭉 해왔던 공부야 그냥 집에서 하면 그만이지!'

온 식구가 안도의 한숨을 내쉬었다. 자랑스러운 아들 진현이도, 예쁜 딸도, 각자의 자리에서 최선을 다하며 잘 견뎌주고 있다. 아들 중심으로 식단을 짜고, 아들을 위해 열과 성을 다하고 있는 집사람도 요즘 새삼 아름다워 보인다. 오늘 아침엔 출근길에 은근슬쩍 아내의 손을 잡고 "마누라, 당신도 건강 챙기면서 자식 보살피소!"라고 한마디 건네고 나왔다. 아들의 병 덕분에 우리 가족은 새삼 서로의 소중함을 깨닫고 있었다.

힘든 만큼 찬란한 미래가 있다는 아버지의 말을 굳게 믿고 따라와 주는 아들도 고맙다.

아들아! 지금 힘들다고 생각된다면, 너는 아주 잘하고 있는 것이다. 노력한 만큼 결과를 얻고 싶다면 지금 힘든 상황을 이겨내면 된다. 지금껏 열심히 노력해왔으니 분명 목적지에 닿을 것이라는 믿음을 잃지 말고, 네 길을 열심히 걸어가라. 사랑한다 진현아!

죽을힘을 다해
쟁취한
포상휴가

아들 김재근

2010년 8월 나는 어느덧 상병이 되었다. 해군본부에서 전출 명령이 떨어져 1년 동안 정들었던 부대를 떠나 계룡대로 온 지 한 달이 되던 무렵이었다. 새로운 보직에 적응해야 했고 새로운 선·후임들과 친해져야 했기에 정신적으로 많이 지친 상태였다.

사나흘에 한 번 부모님께 전화를 드리던 나는, 얼마 전 건강검진을 받으신 부모님의 검사 결과를 여쭈었다. 안부에 지나지 않는 질문이었고, 어머니 역시 큰 걱정 없이 말씀하셨다.

"다 괜찮은데 아버지 백혈구 수치가 높게 나와서 큰 병원에 가보라 하더라. 뭐 별일 없겠지."

이때까지만 해도 아버지가 혈액암 환자가 될 줄은 꿈에도 몰랐다. 얼마 지나지 않아 집에 전화를 거니, 아버지가 암 판정을 받으셨다고 했다.

어머니는 거의 울다시피 말을 이어갔다. 나 또한 겨우 냉정을 유지해 아버지가 만성골수성백혈병 가속기 단계에 있고 이미 어느 정도 진행된 상태라는 것, 약이 듣지 않을 경우 사망에 이를 수도 있다는 사실을 알게 됐다.

'아버지가 암이라니, 그것도 상당히 진행됐는데 모르고 있었다니!'

나는 충격에 빠졌다. 그 순간 수화기 너머로 한없이 울고만 계시는 어머니의 목소리에 정신이 번쩍 들었다. 비록 내가 군대에 있지만, 나마저 무너지면 우리 집은 희망이 없겠구나…. 나는 애써 침착한 목소리로 어머니에게 아무 일 없을 거라고, 음식 잘 먹고 운동 잘하면 요즘은 예전과 달리 암도 다들 잘 이겨내더라고 안심시켜드리고 전화를 끊었다.

내가 사는 이유

군대 안에서 난생처음으로 '아버지가 더 이상 내 곁에 안 계실 수도 있겠구나!'라는 생각을 하게 됐다. 최악의 상황을 염두에 두어야 한다는 것 자체가 받아들이기 어려웠다.

'아버지는 혈액암 중기이고 나는 군내에 산혀 있다.'
'아버지는 혈액암 중기이고 나는 군대에 갇혀 있다.'

충격에 사로잡혀 군 복무 중에도 멍하니 있는 일이 잦았고, 내무반에

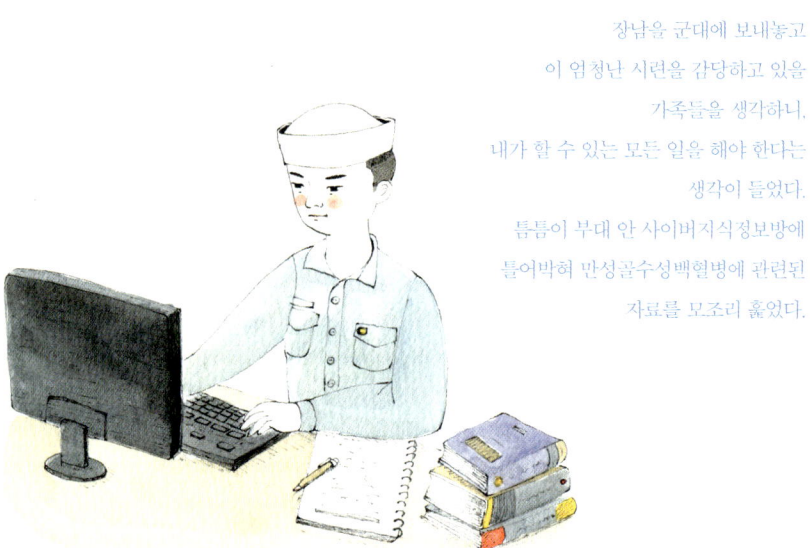

장남을 군대에 보내놓고
이 엄청난 시련을 감당하고 있을
가족들을 생각하니,
내가 할 수 있는 모든 일을 해야 한다는
생각이 들었다.
틈틈이 부대 안 사이버지식정보방에
틀어박혀 만성골수성백혈병에 관련된
자료를 모조리 훑었다.

서도 정신줄 놓고 있다 기합받기 일쑤였다. 아버지에 대한 걱정과 현재 내가 아무것도 할 수 없다는 괴로움에 잠조차도 제대로 잘 수 없었다. 며칠을 그렇게 정신 나간 사람처럼 지냈던 것 같다.

 장남을 군대에 보내놓고 이 엄청난 시련을 감당하고 있을 가족들을 생각하니, 내가 할 수 있는 모든 일을 해야 한다는 생각이 들었다. 우선 혹시나 상황이 악화됐을 경우를 대비해 언제든지 출타할 수 있도록 부대 간부와 분대장에게 아버지의 상황에 대해 보고했다.

 틈틈이 부대 안 사이버지식정보방에 틀어박혀 만성골수성백혈병에 관련된 자료를 모조리 훑었다. 신문기사, 신약 정보, 주치의 선생님의 칼럼

등등 아버지의 병에 관련된 자료를 찾는 일은 하루의 연장선에 있었고, 그 모든 결과물을 하나도 빠짐없이 노트에 옮겨 적었다. 그리고 매일 같이 어머니, 아버지에게 전화를 걸어 그날그날 공부한 내용을 말씀드렸다. 적을 알고 나를 알아야 병도 이겨낼 수 있다는 생각에서였다.

군대 내에서의 모든 활동도 아버지에게 초점이 맞춰졌다. 주치의 선생님을 직접 만날 기회를 얻기 위해 부대 내 체육대회가 열리게 되면 죽을힘을 다해 경기에 임했다. 하늘은 스스로 돕는 자를 돕는다고, 결국 나는 포상휴가를 받아냈다. 이후로도 모든 휴가와 외박을 아버지의 진료일에 맞추고, 나는 해군 정복을 입은 채로 주치의 선생님을 몇 차례 찾아뵈었다. 아버님의 차도에 대해 설명을 듣고, 그동안 공부했던 것들에 대해 궁금한 것을 여쭤보기도 했다.

그러던 2010년 가을, 표적항암제를 복용하고 몇 번의 검사 끝에 연구원들도 놀랄 정도로 아버지의 유전자 수치가 급속도로 호전되었다는 이야기를 듣게 됐다. 평소 감정 표현을 잘 하지 않으시던 아버지의 목소리가 그렇게 밝은 것은 처음이었다. 더욱이 전화상으로는 늘 강한 모습만 보여주려고 애쓰셨던 아버지였는데, 표현은 않으셨어도 최악의 상황을 염두에 두어야 했던 당신은 얼마나 힘드셨을까? 그날 이후 점차 예후가 좋다는 소식을 부대 안에서 접할 수 있었다. 나날이 환해지는 나의 얼굴을 보고 덩달아 자신의 일처럼 기뻐해 주었던 전우들에게 이 기회에 감사인사를 전하고 싶다.

2011년 7월, 나는 무사히 전역을 하고 부모님께 큰절을 올렸다.

최근 아버지의 암 유전자 수치는 2회 연속 '0%'를 기록했다. 표적항암제 복용량을 300mg으로 줄이고 나서도 또 '0%' 수치를 달성하셨다. 멋지게 병마와 싸워 이겨 나가고 계신 아버지가 자랑스러우면서도, 나와 동생의 뒷바라지 때문에 시장에서 고생하시는 게 걱정이 된다.

안양농수산물도매시장에서 작은 수산가게를 운영하는 부모님은 매일 새벽 서울 가락시장에서 생물을 가져와 팔며 생계를 꾸려 나가고 계신다. 이제 연세도 있으신 아버지가 고된 어시장일 때문에 혹시라도 병을 키우는 건 아닌지 불안하기만 하다. 여유가 좀 있는 집이었다면 생계 걱정 같은 건 잠시 접고 건강만 신경 쓰실 수 있었을 텐데….

공사장 막노동이라도 해 병원비 걱정이라도 줄여드리고 싶지만, 어서 대학을 졸업하고 보란 듯이 좋은 회사에 취업하는 게 급선무라는 생각이 들었다. 당장 일하시는 보람이라도 안겨드리기 위해, 나는 그 어느 때보다 열심히 공부해 교환학생 시험에도 합격했다.

내가 아버지의 병을 낫게 할 수는 없지만, 내게 주어진 삶을 최선을 다해 운용함으로써 난치병에 걸린 아버지에게 큰 기쁨이 되고 싶다. 아버지 어깨에 짊어진 무거운 짐을 하루빨리 내려놓게 해드려야지! 끝 간 데 없이 이어질 우리 부자의 새로운 꿈은 바로 만성골수성백혈병과의 '멋진 이별'이다.

현모양처의 꿈, 품어도 될까요?

석지은

하나보다 둘이 낫구나!

그때 나는 만 스물셋, 어린이집 교사 생활을 막 시작한 사회 초년생이었다. 천사 같은 아이들과 하루하루를 즐겁게 보내던 중 만성골수성백혈병을 만나고야 말았다. 먹고 토하고, 먹고 토하고, 항암제의 부작용을 견디며 통원치료를 하는 동안에도 하루도 일을 쉬지 않았다. 2년의 세월이 흘러 어느덧 백혈병은 내 몸의 일부가 되었고 항암제는 영양제처럼 느껴졌다.

어느덧 내 나이는 혼기가 차기 시작하여, 사정을 모르는 지인들에게서 심심찮게 주선이 들어오곤 했다. 어릴 때부터 나의 한결같은 꿈은 최대한 빨리 결혼해서 사랑하는 남편과 아이 낳고 행복한 가정을 꾸리는 것이었다. 꿈을 포기하고 살아야 하는 운명은 암세포만큼이나 날카로운 비수가 되어 나를 아프게 했다. 친구들을 만날 때면 으레 등장하는 남자친구 이야기, 결혼 이야기를 들을 때마다 알 수 없는 무언가가 마음 한구석을 꾹 밟는 것 같았다.

나도 다른 사람처럼 아프지 않고 건강해서 평범하게 남자친구도 사귀고 결혼도 하면 얼마나 좋을까? 밤마다 눈물로 지새우는 날이 많아졌다. 그런데 우는 딸을 본 엄마가 "아가야, 미안하다"라며 눈물을 흘리신다. 정신이 번쩍 들었다. 나만큼, 아니 나보다 더 힘든 시간을 견디고 계신 엄마를 아프게 하지 말아야지! 이후 가슴 설레는 친구의 러브스토리를 듣고도 부러워하지 않으려고 애썼고, 남자에게는 아예 관심이 없는 척하며 지냈다.

그러던 어느 날 어린이집 동료교사가 소개팅 한 번 해보라며 "이미 다 판을 벌여놨으니 그냥 따라오기만 하면 된다"는 것이다. 동료의 입장도 있고 해서, 핑곗김에 기분 좋게 밥이나 한 끼 먹고 들어와야겠다는 생각으로 나섰다.

세상 어디에도 없는
착한 남자

● 2008년 11월 선한 인상의 그를 처음 만났을 때, 그는 밝은 표정으로 나를 반겨주었다. 나보다 다섯 살 위인 그는 오빠

처럼, 친구처럼, 연인처럼 따뜻한 말로 내게 손을 내밀었다. 이런저런 이야기를 나누며 밥을 먹고, 차를 마시고, 영화를 보고 헤어질 무렵, 그는 나를 집까지 데려다 주며 다음에 또 만나고 싶다는 애프터 신청까지 해주었다. 완벽한 첫 데이트였다. 이러면 안 되는데 하면서도 다음날, 또 그 다음 날 나는 그와 만남을 이어가고 있었다.

만남이 계속되면서 매일 정해진 시간에 식사가 끝나자마자 먹어야 하는 항암제 때문에 신경이 쓰였다. 눈치채지 않게 조심한다고 했는데도, 어느 날 그가 "매일 먹는 그 약이 무슨 약이야?"라고 물어왔다. 당황한 나는 "빈혈이 좀 있어서 철분제를 먹고 있다"고 횡설수설 둘러댔고, 그도 그렇게 믿고 넘어가는 듯했다.

하루하루 지날수록 내 마음은 무거워졌다. 그에 대한 마음이 깊어질수록 고민과 죄책감은 더 커졌다. 그러던 어느 날 그가 결혼하고 싶다는 말을 했고, 단번에 승낙하고 싶은 마음을 누르고 나는 몇 날 며칠을 밤새워 고민해야 했다.

그이는 아직 내가 백혈병 환자라는 사실을 모른다. 평생 항암제를 먹어가며 생명을 유지해야 한다는 사실을, 약 때문에 아기를 낳지도 못한다는 사실을 그에게 어떻게 설명해야 할지 몰랐다. 처음부터 속이려고 한 건 아니었는데, 이 착한 사람을 아프게 만들 것 같아 가슴이 아팠다.

'그래, 더 늦기 전에 지금이라도 놓아줘야지….'

맨정신으로는 도저히 말할 용기가 나지 않아 마시지도 못하는 술을 두어 잔 입에 넣고 그의 눈치만 살피고 있었다. 평소와는 다른 내가 이상했는지 그도 말없이 기다려줬다. 차마 말을 못 꺼내고 머뭇거리고 있을 때,

그가 먼저 입을 열었다.

"너 오빠한테 할 말 있지? 걱정하지 말고 얘기해. 오빠 들을 준비돼 있어."

목구멍까지 올라왔던 말이 다시 쑥 들어가는 기분이었다. 그렇게 한 시간…. 여전히 주저하는 내게 그가 말했다.

"네가 하려는 그 말, 오빠가 먼저 해도 돼? 네가 너무 힘들어 보여서 오빠가 대신 얘기할게. 너 남들처럼 건강하지 않다는 얘기지?"

너무 놀라 아무 말도 못 하고 있자 그는 다시 말했다.

"너 아픈 거 오빠 알고 있었어. 처음부터 아픈 거 알고 만난 거야. 그러니까 오빤 괜찮아. 너만 괜찮다면 오빤 다 좋으니까 고작 그런 문제 가지고 힘들어하지 마."

오히려 나더러 그동안 얼마나 힘들었냐며 위로하는 이 착한 남자는 나와 만나오는 동안 늘 기다려왔다고 했다. 내가 먼저 말해줄 때까지, 내가 아픈 상처를 보이기 힘들어하는 것 같아서 먼저 이야기를 꺼낼 수가 없었다고 했다. 나중에 안 사실이지만 소개팅을 주선해준 그의 회사 동료로부터 우연히 "친구와 같이 일하는 어린이집 교사가 백혈병 투병 중이라더라"라는 이야기를 들었다고 했다. 그를 만나기 전, 나는 친구들과 수다를 떨 때마다 농담처럼 "내 모든 상황을 이해해주고 받아줄 수 있는 착한 남자가 하늘에서 뚝 떨어졌으면 좋겠다!"고 말하곤 했는데, 정말로 그런 남자가 뚝 떨어진 것 같아 너무나 감사했다.

오히려 나더러 그동안 얼마나 힘들었냐며 위로하는
이 착한 남자는 나와 만나오는 동안 늘 기다려왔다고 했다.

내가 먼저 말해줄 때까지,
내가 아픈 상처를 보이기 힘들어하는 것 같아서
먼저 이야기를 꺼낼 수가 없었다고 했다.

백혈병 덕분에 얻은 내 반쪽, 그리고 기적 같은 새 생명

많은 이들의 축복 속에 우리는 결혼했다. 그를 위해 밥을 짓고 함께 장을 보며 그의 무릎에 누워 영화를 보는 꿈같은 하루하루를 보내고 있자니, 이 행복이 무너지면 어떡하나 하는 불안감과 싸워야 할 정도였다. 남편을 똑 닮은 예쁜 아기를 낳고 싶다는 욕심이 생긴 건 어찌 보면 너무나도 자연스러운 일이었다. 그러나 남편에게 아기 이야기를 하면 한사코 반대했다. 아기 없이 우리 둘이 오래오래 행복하게 살자며, 자기는 아기 없어도 되니까 내 건강만 생각하라는 것이었다. 그런 그가 너무 고맙고 또 미안했다.

그러던 어느 날 예상치 못하게 임신을 하게 됐다. 병원과의 협의 없이, 나 또한 아무런 계획 없이 아기가 들어선 것이다. 다른 엄마들 같으면 마냥 기쁘고 축복받을 일이었을 테지만 나는 걱정부터 앞섰다. 그동안 계속 항암제를 비롯해 여러 가지 독한 약들을 복용하고 있었기 때문에 너무 무서웠다. 담당 교수님께서는 "표적항암제를 복용하면서 이대로 아기를 낳게 되면 아기가 기형아가 될 확률이 100배 높고, 지금 약을 중단하면 임신 기간에 병이 악화되어 산모와 아이 모두가 위험한 진퇴양난의 상황이니 어떻게 할지 가족들이 상의하여 결정하라"고 했다.

당연히 남편과 가족 모두 아기를 원치 않았다. 그렇게 바라왔던 남편과의 아기인데, 나는 도저히 이 아이를 지울 수가 없었다. 남편을 설득하기 시작했지만 절대 안 된다는 말만 돌아왔다. 태어나지도 않은 아기 때문에 내 목숨을 걸고 모험하고 싶지 않다고 했다.

인터넷과 여러 책들을 찾아보고, 산부인과에 가 조언을 구했다. 그런데 내가 알아낸 정보에 의하면 엄마가 복용한 약에 영향을 받았다면 아기가 아예 착상되기도 힘들며, 임신 4주 전에 복용한 약은 아기에게 커다란 영향을 끼치지 않을 수도 있다고 했다. 마침 내가 임신을 알게 된 건 임신 4주째였고, 그 사실을 알자마자 먹고 있던 약은 항암제를 포함해 일절 먹지 않고 있던 차였다. 이 사실을 알리고 다시 남편을 설득했고, 결국 산부인과 의사 선생님의 말씀을 들어본 후 아기를 낳기로 결정했다.

사랑하는 사람의 아기를 갖는 것이 이렇게 큰 기쁨이고 행복인지 나는 진정 몰랐다. 엄마가 된다는 것이 이렇게 벅차고 설레는 일인지 몰랐다. 하지만 마냥 기뻐할 수만은 없었다. 매일 먹어야 하는 항암제를 끊어야 했기 때문에 임신을 유지하겠다는 말을 들은 담당 교수님은 대뜸 걱정부터 하셨다. "일단 지금은 그동안 먹은 항암제로 백혈병 수치가 낮아진 상태니까, 약을 끊고 검사를 자주 하며 보자"고 하셨다.

한 달에 한 번 병원에 가서 암 유전자 검사를 하고 백혈병 수치가 얼마나 오르는지 검사하면서 아기 낳을 때까지 잘 버텨보기로 했다. 매달 병원에 갈 때마다 걱정이 앞서긴 했지만, 다행히 아기도 아무 이상 없이 잘 크고 있었고, 나의 백혈병 수치 또한 조금씩 오르긴 했어도 크게 걱정할 정도는 아니었다. 그러다 임신 8개월 무렵 담당 교수님은 "백혈구 수치까지 많이 올랐으니, 만약 2주 후에 검사했을 때에도 수치가 계속 오르면 다시 약을 먹어야 한다"고 했다.

조금만 더 버텨주면 되는데…. 거의 다 왔는데….

뱃속의 아가에게 매일 속삭였다.

'아가야, 엄마에게 힘을 줘~ 조금만 더 버텨줄 수 있지?'

2주 후 검사해보니 거의 수직으로 치솟던 수치가 더 이상 오르지 않고 오히려 조금 떨어진 것을 확인할 수 있었다. 엄마 말을 잘 들어준 아가가 이렇게나 기특할 수가 없었다. 아가의 도움으로 나는 출산 예정일까지 항암제를 먹지 않고 잘 버틸 수 있었고, 예정일 하루 전날 26시간의 진통 끝에 자연분만으로 우리 아가와 만날 수 있었다.

지금 우리 아기는 두 돌이 되었고 어디 한 군데 아픈 데 없이 건강하게 잘 자라주고 있다. 다시 항암제를 복용하며 최근에는 암 유전자도 임신 전 수치로 돌아가 건강하게 잘 지내고 있다. 백혈병 환자가 되면서 비록 건강을 잃었지만, 더 큰 가족의 사랑과 나의 반쪽, 그리고 사랑하는 사람의 딸을 얻었다. 혼자였다면 자신 없었을 기나긴 투병을 사랑하는 사람들 덕분에 거뜬히 해내고 있는 게 문득문득 신기할 때가 있다. 그 어느 때보다 행복한 매일 최선을 다해 살아내며, 나는 더욱 건강해질 것이다.

엄마,
자꾸 아파서
미안해!

엄마 박수영

아들의 낯선 비명

2006년 가을, 종인이 나이가 만으로 아홉 살 되던 해였다. 보름 전부터 다리가 아프다는 아이를 정형외과에 데려가니, 역시나 성장통 같다며 주사 맞고 물리치료를 받으란다. 좀 괜찮아지는 듯하더니 며칠이 지나 고열과 함께 온몸을 움직일 수 없을 정도가 되면서 아이는 서울의 큰 병원에 입원하게 됐다. 이틀 동안 약도 없이 혈액검사 결과가 나올 동안, 열이 40℃가 넘어 온몸이 불덩이처럼 펄펄 끓고 있는 아이를 그저 지켜보고 있어야 했다. 가능성이 단 5%만 되어도 해야 한다는 골수검사실로 아이가 옮겨졌다. 수면 상태인 아이의 비명이 들렸다. 지금껏 단 한 번도 들어보지 못했던 낯선 아이의 비명에 머리가 멍했다.

불행 중 다행으로 아이는 '소아 류마티스'라는 진단을 받았다. 류마티스라면 나이 드신 분들이 겪는 노환으로만 알았는데, 쉬 납득이 되질 않는다. 병원에서 처방해준 주사와 약을 먹으면서 아이는 하루가 다르게 달라졌고 보름 만에 퇴원할 수 있었다. 이후 정기적으로 병원에 다니면서 혈액검사를 했고 2년이 지나 완치판정을 받았다. 언제 병원에 다녔냐는 듯 건강해진 아이를 보면서 나도 모르게 마음을 놓았던 게 화근이었을까, 조금만 더 관심을 가졌더라면 아이의 변화를 알아차렸을 텐데… 나는 지금도 수없이 내 가슴을 친다.

어느 날 얼굴이 백지장처럼 창백해지더니 입술까지 시퍼렇게 변한 종인이가 식은땀을 흘리며 괴로워했다. 또다시 병원으로 달려갔다. 입원한 날 종인이는 혈변을 봤다. 난생처음 보는 터라 처음엔 그게 혈변인지도 몰랐다. 그리고 다시 시작된 여러 가지 검사들…. 그런데 아무리 검사를 해봐도 어디서 어떻게 피가 새는지를 모르겠다는 것이다. 병원에서는 최신 첨단장비라는 알약 내시경 검사를 권했다. 검사비만 200만 원, 의료보험 혜택이 안 되는 검사였지만 달리 방도가 없었다. 최신 장비로도 아무것도 찾아내지 못했다. 우리에게는 큰 금액이었는데, 허망한 결과를 받아들고 앞으로 어떻게 해야 하느냐고 묻자 자연치유가 되기를 기다리는 수밖에 없단다. 다행히 아이는 더 이상 혈변을 보지 않았고, 보름 후 퇴원했다.

이후 아토피와 천식으로 간간이 병원과의 인연이 이어졌지만, 종인이는 꽤 건강하게 지냈다. 그러던 중 2011년 겨울방학 무렵, 아이가 허벅지

위쪽에 이상한 멍울 같은 게 잡힌다고 해 병원 진료를 예약했다. 혈액검사를 하고 집으로 돌아오는 길. 퇴근 시간이라 만원 버스 안에서 간신이 몸의 중심을 잡고 있던 차였다. 병원에서 전화가 왔다. 백혈구 수치가 너무 높아 암이 의심된다며, 지금 다시 병원으로 오란다. 허겁지겁 버스에서 내려 반대편으로 가서 버스를 탔다. 다시 응급실로 가니 당직의사 선생님이 무슨 일로 왔느냐고 물었다. 너무 떨리고 목이 메어 십여 분 동안 말이 나오질 않았다. 이게 실어증이라는 건가…. 나는 분명 말을 하고 있는데, 입 밖으로 나오질 않았다.

설 연휴라 골수검사를 못 한다고 해 아이는 소아격리병동에 입원했다. 우리 눈엔 아파 보이지도 않는 아들이 영문도 모른 채 또다시 환자복을 입고 주삿바늘을 꽂고 있었다. 백혈구 수치를 확인하기 위해 일주일 동안 하루에 네 번의 채혈을 해야 했다.

격리병동에 있는 동안 참 많은 아이가 아프다는 사실을 알았다. 우리 아들도 곧 저 아이들처럼 되는 건가?

연휴가 끝나고 의사 선생님이 나와 남편을 불렀다. 종인이의 병명은 만성골수성백혈병이라고 했다.

엄마가 대신
아파줄 수 있다면

● 　　　　　　　　　　항암제가 투여되고, 그동안 제법 잘 참아내던 아이가 하루가 다르게 고통을 호소하기 시작한다. 잦은 채혈 탓에 이제

는 혈관이 보이지 않아 찔러도 피가 나오지 않는다. 성한 데가 없을 정도로 팔은 멍 투성이가 됐고, 아이의 짜증이 늘어갔다.

아이가 잠든 사이 몰래 병실을 빠져나가 한참을 울고, 아무 일도 없었던 것처럼 다시 아이 곁으로 돌아와 마음을 다잡았다. 종인이는 점점 격리병동에서 본 아이들처럼 변해갔다. 밤낮을 가리지 않고 아파했고, 고열과 턱밑 멍울 등 부작용으로 항암제 복용을 자주 중단해야 했다. 온몸에 열이 나 몸이 뜨겁다며 잠을 못 자는 종인이가 겨우 잠이 들면, 자는 내내 부채질을 해주고 땀을 닦아주고 만져주고 달래주며 나도 점점 지쳐갔다.

시간이 갈수록 병동에 있는 아이들이 눈에 들어왔다. 어떤 아이는 저녁내 잠을 못 자고 끙끙 앓는 소리를 냈다. 그 아이의 병명은 뼈암. 뼛속에 암이 생겨 진통제를 맞아도 끙끙 앓는 소리를 낼 정도로 고통이 심하다고 했다. 어떤 아이는 온몸이 마비가 되어 움직이지도 말을 할 수도 없었고, 또 어떤 아이는 급성골수성백혈병이라서 이식받을 날만을 기다리고 있었다. 그래도 우리 아들은 이 중에 제일 나은 거라고, 병동 안의 다른 부모들이 도리어 나를 위로해준다. 차마 그 속에서 어떤 불만도 입 밖에 낼 수 없었다. 그저 마음속으로 기도하는 수밖에….

한 달이 넘게 입원해 있는 동안, 종인이는 그 무섭다는 골수검사를 두 번이나 받았다. 긴긴 시간을 보내고 퇴원 소식이 내려지자 "이제 매일 주사 맞지 않아도 된다"고 좋아하던 내 아들.

종인이가 만성골수성백혈병 환자가 된 지도 어느덧 2년이라는 시간이 흘렀다. 매일 세 알씩 표적항암제를 복용하면서 암세포도 줄고 백혈구 수치도 점차 안정돼 이제는 3개월에 한 번씩 외래진료를 받고 있다.

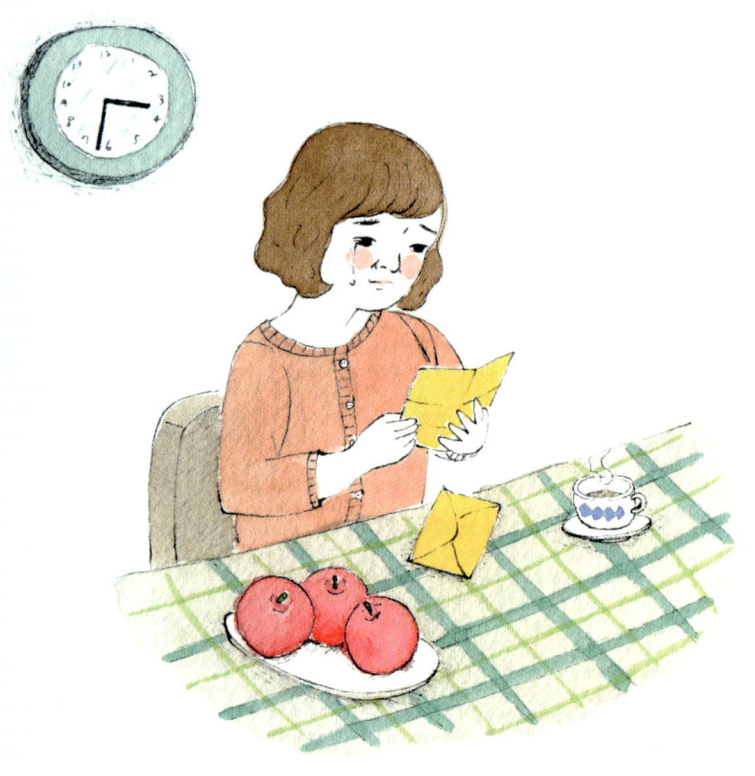

"엄마, 자꾸 아파서 미안해….
자꾸 병원에 가서 돈 많이 쓰게 해서 미안해.
앞으로 아프지도 않고 엄마 말씀도 잘 듣고 더 건강해질게요!"

어린 아들이 걱정할 정도로, 사실 병원비 때문에 형편이 어려워져
앞으로의 치료가 걱정이 되는 게 사실이다.
앞으로는 더 좋은 신약도 나오고 의료혜택도 될 테니
조금만 더 기다려보자는 주치의 선생님의 말씀을 믿고, 힘을 내본다.

항암제의 부작용으로 좀 고생은 하지만, 그래도 약으로 치료할 수 있다는 게 얼마나 다행인지!

아파서 미안해.
돈 많이 쓰게 해서 미안해

오늘 오후 집으로 한 통의 편지가 왔다. 발신인은 아들이다. 학교에서 부모님에게 편지 쓰는 수업이 있었던 모양이다. 편지봉투를 열고 첫 문장에 시선이 멎자마자 눈물이 흘렀다.

엄마, 자꾸 아파서 미안해…. 자꾸 병원에 가서 돈 많이 쓰게 해서 미안해.
앞으로 아프지도 않고 엄마 말씀도 잘 듣고 더 건강해질게요!

어린 아들이 걱정할 정도로, 사실 병원비 때문에 형편이 어려워져 앞으로의 치료가 걱정이 되는 게 사실이다. 앞으로는 더 좋은 신약도 나오고 의료혜택도 될 테니 조금만 더 기다려보자는 주치의 선생님의 말씀을 믿고, 힘을 내본다. 아들의 입에서 '아파서 미안하다'는 말 따위는 다시는 들을 일이 없기를! 종인이가 좋아하는 시금치된장국을 다 끓여 놓고 나면, 오늘은 나도 오랜만에 아들에게 따뜻한 러브레터 한 장 보내야겠다.

더 이상
로맨틱하지 않은
데이트

아내 김지영(가명)

남자친구의
암 선고

짧은 인생이지만, 내 의지와 생각대로 되지 않는 게 너무나 많다는 걸 그때야 알았다. 살면서 가장 힘든 순간을 꼽는다면 바로 내 남자친구의 암 선고를 들은 날이다. 지금도 가슴이 쿵쾅거려 입 밖에 꺼내기조차 어려운 '백혈병'이라는 단어를 처음 들은 날, 나는 의연한 모습을 보이기 위해 입술을 깨물어야 했다. 그 누구보다도 무섭고 절망적일 당사자 앞에서 '눈물을 흘리지 말아야지, 나라도 정신 바짝 차리고 강한 모습으로 힘이 되어야지'라며 테이블 아래서 주먹까지 꽉 쥐며 나는 되뇌고 또 되뇌었다.

그런데 어이없게도 마치 정신과 몸이 분리된 것처럼 눈물이 뚝뚝 떨어졌다. 나는 분명 울지 않고 있는데, 테이블 위로 눈물이 떨어지는 게 보였다. 남자친구는 오히려 날 위로했다. 이 상황을 겸허히 받아들이는 것 같았다. 아마도 그렇게 보이려고 노력했을 것이다. 그 모습이 더욱 가슴 아프게 다가왔다.

기댈 수 있는 반쪽이 될게!

상황은 빠르게 돌아갔다. 혈액검사와 골수검사를 시작하고 초조한 며칠이 흘러갔다.

다행이라는 말이 어울리지는 않지만 남자친구는 백혈병 중에서도 그나마 희망이 있는 만성골수성백혈병 진단을 받았다. 비록 첫날에는 실패했지만, 기댈 수 있는 여자친구가 되기 위해 나는 이 만성골수성백혈병이라는 병에 대해 낱낱이 조사하고 대책을 마련하기 시작했다. 많은 사람들이 "이제 암 치료가 쉬워졌다"고도 하고 "더 이상 암은 생명을 앗아가는 질병이 아니다"라고는 하지만, 그럼에도 여전히 암을 두려워하는 이유는 각종 변형으로 인해 예측할 수 없는 비극이 종종 발생하기 때문이다. 만에 하나 일어날 수 있는 모든 비극을 나는 온 힘을 다해 막아주고 싶었다.

항암제를 처방받고 약물치료를 시작한 남자친구는 수많은 부작용에 힘들어했다. 몸이 붓고 극심한 피로와 울렁증, 근육통 등 온갖 부작용에 시달리며 남자친구는 나날이 지쳐갔다.

로맨틱하기만 했던 남자친구와의 데이트도 하루하루 달라져 갔다. 식사 도중에 약을 먹어야 할 때도 있었고, 먹은 걸 전부 토해낼 때도 많았다. 어느 날은 퇴근길 지하철 안에서 도저히 서 있기도 힘들 정도의 근육통으로 도착역 전에 미리 내려 쉰 적도 있었다.

누구보다도 활기차고 운동을 좋아하던 사람이었는데, 숱한 부작용으로 인한 고통과 피로는 남자친구가 30년을 살아오면서 지켜온 가치관과 삶의 목표까지 송두리째 뺏어간 것 같았다.

그럴 때마다 나 또한 어김없이 깊은 좌절에 빠졌다. 매일같이 인터넷을 달달 뒤져 재미있는 유머 글을 보내주고, 남자친구가 긍정적으로 투병에 임할 수 있도록 힘이 나는 글귀를 찾아내 공유했지만 육체적으로나 정신적으로 많이 지친 남자친구에겐 내가 더 이상 힘이 되지 않는 것 같았기 때문이다.

그렇게 힘겹게 병을 이겨내던 중 주치의 선생님의 제안으로 환우회 모임에 동행하게 됐다. 사실 남자친구를 보는 것만으로도 이렇게나 가슴이 아픈데, 아픈 사람들을 더 봐야 한다는 게 두려웠기에 나는 차일피일 동행을 미뤘더랬다. 표현은 안 했지만 내심 섭섭해하는 남자친구를 보고, 용기를 내기로 했다.

그런데 첫 모임에 참여했을 때부터 내 생각이 틀렸다는 걸 바로 알 수 있었다. 모두 같은 아픔을 겪었고 같은 꿈을 향해 고통을 이겨내고 있는

하늘이 무너질 것 같았던 시기를 지나,
지금은 그저 이 모든 상황이 감사하게 여겨지니
인생은 참 알 수 없는 것 같다.
지금도 남자친구와 나는 열심히 병을 이겨내고 있고,
우리를 똑 닮은 환우들의 피가 되고 살이 되는 조언을
감사한 마음으로 새겨듣고 있는 참이다.

이제 곧 남자친구는 나의 남편이 된다.
포기하지 않고 이겨내 줘서,
변함없이 나를 사랑해줘서 고마운 내 남편을
나 또한 언제까지나 포기하지 않고
사랑해줄 것이다.

환우들이기에, 남자친구와 나를 가슴으로 환영해주고 있다는 게 온몸으로 느껴졌다.

지금도 여전히 항암제 부작용으로 지치기도, 무너지기도 하지만 교수님과 상담하고 오거나 환우들과 만나고 온 날이면 남자친구는 다시 평정심을 되찾곤 한다. 그럴 때마다 신기하기도 하고 고맙기도 하다.

하늘이 무너질 것 같았던 시기를 지나, 지금은 그저 이 모든 상황이 감사하게 여겨지니 인생은 참 알 수 없는 것 같다. 지금도 남자친구와 나는 열심히 병을 이겨내고 있고, 우리를 똑 닮은 환우들의 피가 되고 살이 되는 조언을 감사한 마음으로 새겨듣고 있는 참이다.

이제 곧 남자친구는 나의 남편이 된다.

포기하지 않고 이겨내 줘서, 변함없이 나를 사랑해줘서 고마운 내 남편을 나 또한 언제까지나 포기하지 않고 사랑해줄 것이다.

머지않은 미래에 우리가 '완치 환우 클럽'에 드는 날을 꿈꾸며, 우리는 오늘 어제보다 더 용기를 낼 것이다. 꿈은 이루어진다고, 먼 훗날 우리와 같은 아픔의 시간을 보내고 있을 '백혈병 후배 연인'들에게도 우리가 받았던 따뜻한 조언과 응원을 아낌없이 들려주고 싶다.

브라보! 막둥이의 청춘

누나 고정란(가명)

절망 끝에서 만난 신약

20여 년 전이던가, TV를 보다가 미국으로 입양된 한 청년의 기구한 사연에 눈물 흘린 적이 있었다. 청년의 이름은 성덕 바우만. 미국 공군사관학교에 입학해 파일럿의 꿈을 키워가던 청년은 만성골수성백혈병이라는 진단을 받고 생사의 갈림길로 내몰렸다. 입양아인 그가 미국에서 유전자 정보가 일치하는 골수를 찾는 것은 거의 불가능해서, 당시 1만 명이 넘는 한국인이 그를 위해 유전자 검사를 했던 기억이 난다. 골수이식을 받아 건강을 되찾았지만 청년은 끝내 파일럿의 꿈을 이룰 수는 없었다고 들었다. 지금이야 약의 효능이 좋아 얼마든지 하늘을 날 수도 있게 되었다고는 하지만, 내 기억 속의 백혈병은 이렇게나 가슴 아프고 엄청난 병이었다. 그런데 그 병에 우리 막둥이가 걸렸다니!

막내가 만성골수성백혈병 진단을 받았다는 소식을 듣고, 우리 가족은 큰 충격에 빠졌다. 사촌형제 중에 백혈병으로 죽은 사람이 있었다. 가족 중 누구도 그 이야기를 입 밖에 꺼내진 않았지만 모두의 머릿속에 한 번쯤 스쳐 갔으리라는 걸, 말은 안 해도 다들 짐작하고 있었다. 우리 종진이에게 설마 그런 일이 생기지는 않겠지…. 도리어 우리를 걱정하는 착한 동생의 시선을 느낄 때마다 아무렇지도 않은 것처럼 행동하기가 참 어렵다.

나의 사랑하는 막냇동생

종진이는 우리 3남 1녀 중의 막내였다. 전남 강진의 공무원이었던 아버지가 2~3년에 한 번씩 전근을 다니셨기 때문에, 우리 4남매도 학교 친구들과 정 붙일 새 없이 전학을 다녀야 했다. 어쩌면 그 덕에 형제간의 우애가 더욱 각별해졌는지도 모르겠다.

자녀교육에 관심이 많았던 아버지는 따로 학원 같은 덴 못 보냈어도 방학이면 우리 4남매를 나란히 앉혀 놓고 한자를 직접 가르치는 열의를 보였다. 마치 서당의 훈장님처럼 싸리나무를 깎아 만든 책대로 한 자 한 자 짚어가며 《사자소학》과 《명심보감》을 가르치셨다.

"아버지 부, 날 생, 나 아, 몸 신~ 어머니 모, 기를 국, 나 오, 몸 신(父生我身 母鞠吾身). 아버지가 내 몸을 태어나게 하셨고, 어머니께서 내 몸을 길러주셨네!"

나보다 일곱 살이나 어린 막내에게는 꽤 버거운 수업이었을 텐데, 형, 누나를 따라 한자 옆에 한글로 음을 옮겨 적으며 낭랑하게 읊던 종진이의 목소리가 지금도 귀에 선하다. 평소와는 180° 다른 막둥이의 진지한 모습에, 우리 남매는 터져 나오는 웃음을 꾹꾹 참느라 혼이 났었다. 엄격한 부모님과 서열 확실한 형, 누나 밑에서 바짝 긴장하며 자란 우리 막내는 착하고 건실한 청년으로 잘 자라주었다. 늘 그래 왔던 것처럼, 백혈병이라는 만만치 않은 난관과 맞닥뜨리고서도 잘 이겨나가고 있다. 하루에 두 번 아침저녁으로 표적항암제를 7년째 복용하며 회사에도 나간다.

백혈병 환자가 출퇴근도 할 수 있다니, 내 기억 속의 그 병이 아닌 것만은 확실한 것 같았다. 언젠가 동생에게 이 얘기를 했더니 "요즘은 항암제를 맞으면서 벤처기업을 운영하는 환자도 있고, 아이들을 가르치는 초등학교 교감도 있다"며 그에 비하면 자신은 아무것도 아니라고 한다. 동생이 병원이 아닌 집에서 암을 치료할 수 있게 해주고, 치료를 받으며 직장 생활도 할 수 있게 해준 표적항암제가 그저 고맙고 또 고마울 따름이다. 간간이 가려움증을 호소하긴 하지만, 별다른 부작용이 없다는 것도 참으로 고마운 일이다. 또 모르겠다. 워낙에 다른 사람에게 걱정 안 끼치려고 애쓰는 아이니만큼, 우리는 모르는 고통을 혼자서 감내하고 있는지도….

백혈병은 하나지만,
그에 맞서는 우리는 함께다!

대부분의 백혈병 환자와 가족은 검사결과를 통보받은 후 울고, 치료가 막막해 또 한 번 운다. 우리 가족 역시 예외는 아니었다. 그러나 마냥 울고 있기에는 막내가 겪을 고통의 무게가 점차 늘어날 것만 같아서, 각자 할 수 있는 일들을 찾아 나서기 시작했다. 당장 내일 건강이 악화되면 어쩌나 불안할 때도 많았지만, 이제 와 돌이켜보니 걱정으로 흘려보낸 시간이 너무나도 아깝기만 하다.

벌써 몇 년째 목돈이 들어가는 통에 경제적으로 어려울 종진이를 위해, 나는 몰래 모아뒀던 비상금을 탈탈 털었다. 엄마 이름으로 몇십 년 동안 부었던 암보험이 얼마 전 만기돼, 건강한 엄마에게 절반을, 엄마 대신 암에 걸린 종진이에게 절반을 주기도 했다. 누군가에게는 그리 큰돈이 아닐 수도 있겠지만, 언제고 곁에서 힘이 되어주겠다는 이야기를 이렇게라도 전하고 싶었다. 돈봉투 안에 누나의 진심을 꾹꾹 눌러담아 쓴 편지를, 종진이가 다이어리 한쪽에 꽂아두고 늘 들고 다닌다는 이야기를 며칠 전 올케를 통해 전해 들었다. 그래, 그런 아이였지….

그러고 보니 종진이가 의경으로 군 복무 중일 때에도 나는 상자 가득 초코파이와 라면, 사탕을 잔뜩 넣어 메모지에 몇 줄의 짧은 안부를 끄적인 적이 있었다. 급하게 추가한 그 볼품없는 편지(!)마저 버리지 않고 소중히 간직해준 착한 동생이 바로 종진이다.

체내 에너지 소모가 많은 백혈병에는 기력을 유지하고 면역력을 키우는 고단백 음식이 좋다고 해, 한 달에 한 번 가족모임에 갈 때마다 솜씨도

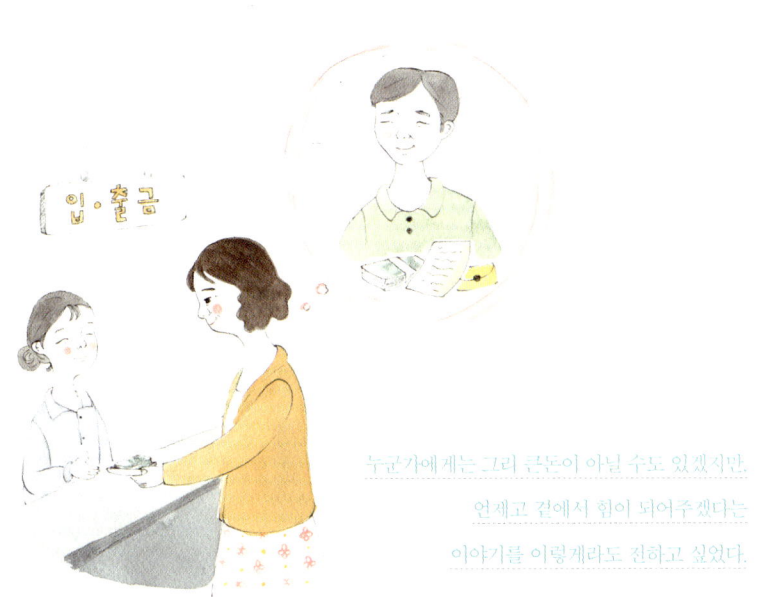

누군가에게는 그리 큰돈이 아닐 수도 있겠지만,
언제고 곁에서 힘이 되어주겠다는
이야기를 이렇게라도 전하고 싶었다.

발휘하고 있다. 막내가 좋아하는 고기반찬부터 계절에 따라 온갖 신선한 먹거리를 들고 와 유혹하니, 누나의 정성을 봐서 억지로 먹는 건진 몰라도, 입맛이 없어 밥을 통 못 먹는다던 종진이가 밥을 한 그릇 뚝딱 비웠다. 남편 밥 먹이는 것보다도 훨씬 큰 보람에, 설거지하면서 콧노래까지 흥얼거렸던 기억이 난다.

해가 지는가 하면 다시 떠오르고 겨울로 계절이 끝나는가 하면 따뜻한 봄이 오는 법. 그 무엇도 우리에게 '끝'이라는 절망을 주는 것은 없다. '어제는 역사이고 내일은 미스터리이며 오늘은 선물이다'라는 유명한 말이 있다. 어느 날 갑자기 우리 앞에 놓인 백혈병 덕분에 더욱 돈독해진 우리 4남매는 머리를 맞대고 함께 미스터리를 풀고 역사를 만들어가며 흥미진진한 오늘을 살고 있는 중이다.

엄마가
다시
웃을 수 있을까요?

딸 김정숙(가명)

완치로
가는 길

엄마는 아직 투병 중이다. 안정기에 이르지 못했고, 아직 몸에 맞는 항암제를 찾지 못하고 지리한 치료를 이어가고 있다. 어쩌면 마지막 방법이라고 할 수 있는 골수이식을 준비해야 할지도 모른다.

'완치로 가는 길'. 우리 모녀에게 큰 감동과 용기를 주었던 강의 제목이기도 한 이 말이 나는 참 좋다. 비록 지금 엄마의 치료 성적은 낙제점이지만 '언젠가는 보란 듯이 제로 수치를 달성해 환우들에게 희망의 모델

하나를 더 선물하겠다!'는 목표로 엄마는 포기하지 않고 달리고 있다. 언제 끝날지 모를 길이기에 아직은 무거운 마음으로 가고 있지만, 결국은 웃는 얼굴로 하산하게 될 거라고 믿는다.

이유 있는 두려움

2012년 2월, 엄마가 백혈병 진단을 받았다. 하루아침에 엄마의 보호자가 된 나는 엄마를 괴롭히는 병마에 대해 한시라도 빨리 파악하는 게 급선무였다. 인터넷 카페와 신문기사를 샅샅이 뒤져 보니, 다행히 최근에는 백혈병을 '살다가 흔히 마주치는 전환점' 정도로 여기는 이들이 적지 않은 것 같았다. 특히 특정 암을 겨냥해 개발한 표적항암제가 하루가 다르게 진화하고 있다는 희소식을 접하고 절망이 희망으로 바뀌는 느낌이었다.

올해 환갑이 되신 엄마는 주부대학 산악부장을 수년간 맡아올 정도로 건강하고 활동적인 분이었다. 매년 건강검진도 꼬박꼬박 하셨고, 몸에 좋다는 영양제나 건강보조식품도 꾸준히 챙겨 드셨다. 자기관리에서만큼은 타의 추종을 불허할 정도로 완벽을 기했던 엄마가 백혈병에 걸리고 나니, 삶이라는 게 참 알 수 없는 것 같다는 생각마저 들었다.

첫 진료 때 주치의 선생님은 객관적인 생존기간, 치료방법, 부작용 등을 수치와 함께 설명하시며 심각한 얼굴로 바로 입원하라고 하셨다. "약만 먹으면 괜찮다"는 타 병원의 말과는 전혀 다른 내용이었다. 왜 이런 우리 가족은 한시도 희망을 놓은 적이 없다.

비록 지금 당장은 완치가 눈앞에 보이지 않을지라도
머지않은 미래에 새로운 세대의 약물이 병을 통제할 것이고,
지금 먹는 약이 듣지 않으면 다음 세대의 약물이 굴복시킬 것이라는
믿음이 우리에게는 있다.
의학이, 신약이 이 백혈병이라는 녀석을
곧 따라잡을 것이라는 믿음으로

우리는 고통스러운
투병 중에도 희망을 이야기한다.

병이 우리에게 생겼는지 자기 연민에 빠져있던 우리는 너무도 냉정한(!) 교수님의 말씀 덕분에 번쩍 정신이 들었다. 초기 진단 당시 엄마의 백혈구 수치는 29만으로, 고위험군에 해당하는 상당히 진행된 상태라고 했다. 골수검사부터 만성골수성백혈병 확진에 이르는 2주간의 입원 기간을, 우리는 백혈병에 대해 심리적으로 무장하는 계기로 삼았다.

임상시험에 운 좋게 당첨돼 엄마는 신약으로 치료를 시작하게 되었다. 혈소판·백혈구 감소증, 빈혈 등으로 일주일에 1~2회 수혈하며 2개월 정도 지났을까? 외래진료 후 수혈을 받은 엄마의 백혈구 수치가 심하게 떨어지더니, 촉진제 주사를 맞고 집에 오니 38℃ 이상으로 열이 오르는 것이다. 혹시나 하는 마음으로 환우회 홈페이지에 글을 올렸는데 밤 10시가 넘은 시각이었는데도 주치의 선생님에게서 연락이 왔다. 지금 바로 엄마 모시고 병원 응급실로 오라는 주치의 선생님의 차분한 몇 마디에 우리 모녀는 곧바로 응급실로 출발했다.

병원에 막 도착했을 즈음 엄마의 편도선이 붓기 시작하더니 이비인후과에서 기관삽관을 해야 할 수도 있다며 목 부위 CT를 찍어갔다.

CT 촬영 후 무심코 시선이 멎은 엄마의 목이 마치 개구리처럼 부어 있었다. 점점 중환자가 되어 가는 엄마를 보면서 응급실 의자에 털썩 주저앉아 한참을 울었다. 새벽 내내 의식을 못 차리는 엄마 곁에 앉아 있으면서 엄마가 잘못될 수도 있다는 생각에 너무나도 무서웠다.

다행히 엄마는 위급한 상황을 무사히 넘겼고 빠르게 호전됐다. 마치 그날 밤의 일들이 꿈같이 느껴질 정도였다. 만약 그때 바로 응급실로 오지 않고 시간을 낭비했더라면 엄마에게 무슨 일이 일어났을까 생각하면 지금도 가슴이 철렁하다.

그날 나는 두 가지 교훈을 얻었다. 우선 환자의 몸 상태에 대해 예민하다 싶을 정도로 세심하게 관찰해야 한다는 것! 그리고 적재적소에 날카로운 판단을 내려주시는 주치의를 만나 무조건 복종해야 한다는 것이다.

모퉁이를 돌아
만난 희망

여러 부작용을 이유로 엄마는 결국 임상시험에서 탈락하게 되었다. 수개월간 약 복용을 중단해야 하는 최악의 상황에서 벗어나, 10월부터 다시 다른 항암제로 백혈병 정복에 나섰다. 한 달 가량 투여했을까, 아니나 다를까, 다시 혈소판감소증 부작용이 시작됐다. 일주일에 1~2회 수혈까지 해가며 어렵게 약을 먹었지만 결국 또다시 약을 중단하고야 말았다. 한 달 전 받은 여섯 번째 골수검사 결과, 엄마의 암 염색체와 유전자 수치가 터무니없이 높았기 때문이었다.

문제는 엄마의 자신감이 부쩍 사라졌다는 것이었다. 치료 경과가 좋아질 기미가 안 보이자 엄마는 점점 병원을 찾은 걸 후회하기 시작하시는 듯했다. 아마도 그동안 병원을 오가며 들었던 암환자들에 대한 이야기가 남 얘기 같지 않았기 때문이리라. "암 진단받고 겨우 한 달 만에 그렇게 됐대~", "나라면 차라리 모르는 게 나았을 거야. 치료 시작하자마자 멀쩡하던 사람이 그렇게 됐으니…. 쯧쯧!" 같은 말을 듣고, 당신도 두어 달 만에 딱한 소문의 주인공이 될까 봐 무서웠을지도 모른다. 하루가 다르게 심신이 피폐해지는 엄마 곁에서 나 또한 웃음이 사라져갔다. 시간이 지나면서 모든 말들에 귀를 기울일 필요도 없고, 비수가 되어 꽂히는 말일수록 더욱 여유롭게 흘려듣는 지혜가 필요하다는 걸 깨닫게 되었다.

엄마가 새로운 신약으로 바꿔 복용한 지 한 달이 되어간다. 어찌 보면 지난 1년간의 치료가 전혀 효과도 없고 의미가 없었다고 볼 수도 있다. 그러나 지난 1년간 우리 가족은 한시도 희망을 놓은 적이 없다. 비록 지금 당장은 완치가 눈앞에 보이지 않을지라도 머지않은 미래에 새로운 세대의 약물이 병을 통제할 것이고, 지금 먹는 약이 듣지 않으면 다음 세대의 약물이 굴복시킬 것이라는 믿음이 우리에게는 있다. 의학이, 신약이 이 백혈병이라는 녀석을 곧 따라잡을 것이라는 믿음으로 우리는 고통스러운 투병 중에도 희망을 이야기한다.

이번에 실패하면 이식을 해야 한다는 주치의 선생님의 지시에 따라 1주일에 1, 2회씩 수혈을 받아가며 항암제를 끊지 않고 치료를 계속한 지 3개월이 지나면서 암세포는 서서히 감소하기 시작했다. 엄마는 요즘도 매일 뒷산 둘레길을 걷고, 다양한 모임에 참석하고, 예전의 일상과 변함없이, 아니 더 활기차게 활동하려고 노력하고 있다. 피로하지 않게 무리하지 않되, 환자라고 누워만 있지 않은 것이 장기간 투병해야 하는 환자에게는 꼭 필요한 습관이라는 게 요즘 엄마를 볼 때마다 드는 생각이다.

유난히도 산을 사랑하셨던 엄마는 '부 산우회'에 나너올 때마다 몰라보게 밝아져 있다. 처음엔 낯설고 어색했던 환우들이 두세 번 대면하고 나니 세상 어디에도 없는 가족처럼 느껴진단다. 정기적으로 만나 앞서거니 뒤서거니 산에도 오르고, 일 년에 한 번씩은 1박 2일의 캠프에도 빠지지 않고 참석하신다. 피가 되고 살이 되는 조언과 응원을 나누는 선후배라는 사실 이외에도, 일일이 설명하지 않아도 당신의 고통을 공감해주는 친구가 있다는 게 그렇게 안심이 되는 모양이었다. 덩달아 나도 매달 엄마의 산행을 손꼽아 기다리게 되었다. 엄마는 다시 누구보다도 열정을 가진 '우리 엄마'로 소생했다. 까짓 병쯤이야 '좀 독한 친구' 정도로 치부하면 그만이라는 엄마가 자랑스러워 나도 모르게 눈물이 난다.

   시간은 차곡차곡 쌓이고 쌓여 추억이라는 퇴적층을 만들어낸다. 오늘의 빛나는 여정도 분명 그리 기록될 것이다. 암은 혼자지만, 암과 맞서는 우리는 함께 아니던가? 그 어느 때보다 뜨겁게 삶을 살아내고 있는 엄마의 손을 오랜만에 꽉 잡아본다. 충전이다.

'생활인'에서 '전우'로

남편 정병준

아내의 사랑니

꽃 같은 시절 채송화보다 아름다웠던 아내가 주름 자글자글한 얼굴로 어금니에 거즈를 물고 있다. 세월이 언제 이렇게 흐른 걸까….

아내가 지혈하는 동안, 간호사가 의사에게 건네는 말이 귀에 들어왔다. 아내의 WBC 수치가 일반 사람의 30배라는 것이다. 나중에 안 사실이지만 WBC(White Blood Cell)는 백혈구의 의학용어였다. 가슴이 덜컥 내려앉으며, 그동안 아내와 함께한 세월들이 기억 속을 스쳐 지나갔다.

아내가 드디어 내 사람이 되었을 때, 나는 세상을 다 가진 것 같았다. 나는 보수적인 집안에서 자랐고, 다섯 살 아래의 아내는 양친이 모두 교직에 계시는 유복한 가정에서 자랐다. 연애할 때는 몰랐는데 막상 결혼을 하고 나니 5년이라는 나이 차이보다 훨씬 더 먼 환경의 골을 느끼게 되었고, 마냥 행복하기만 한 동행은 아니란 걸 알게 됐다.

어느덧 아내가 백혈병 진단을 받은 지도 10년이 되어간다. 2004년 초부터 아내는 오후가 되면 늘 피곤에 지쳐 있고 귀에서 시끄러운 소리가 난다고 했다. 워낙 건강한 사람이라서 대수롭지 않게 생각했고 시간이 지나면 괜찮아지겠거니 넘기곤 했다. 6월 하순경 사랑니가 아프다며 치과에 가서 발치하고 온 아내가 이상했다. 3일이 지나도록 발치 부위에서 계속 피가 났고 자면서도 입안에 계속 피가 고인다고 했다. 치과를 찾으니, 아무래도 치과적인 문제가 아닌 것 같다고 해 바로 옆 병원에서 혈액검사를 했다. 며칠 후, 혈액 수치대로라면 백혈병이 의심된다는 소견이 나왔다. 가까스로 출혈은 멈추었지만 이틀 후 다시 출혈이 시작됐다. 밤 11시를 조금 넘긴 시각이었다. 불길한 예감에 겁이 덜컥 난 나는 아내를 데리고 그 길로 바로 동네 종합병원 응급실로 향했다.

한밤중의 응급실은 그야말로 시장바닥을 방불케 했다. 싸우다가 온 사람, 술 먹고 남자친구에게 얻어맞은 젊은 여자아이…. 젊은 인턴과 간호사들이 분주히 움직이는 가운데, 우리는 한쪽 모서리 침대에 자리를 잡고 이런저런 검사를 했다.

다음날 마음이 몹시 조급하여 아침을 먹는 둥 마는 둥 하고 좀 더 가까

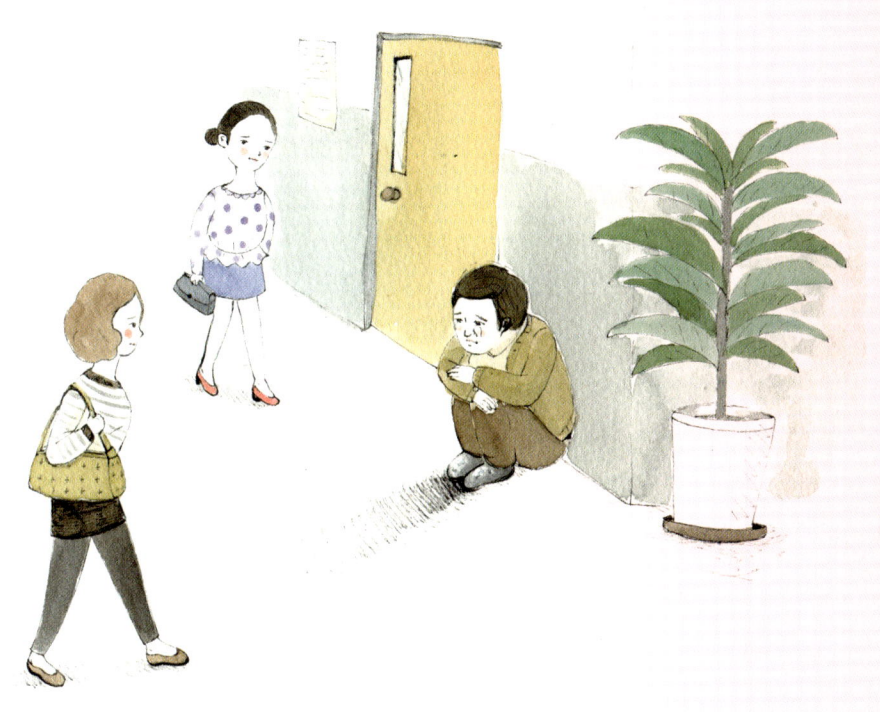

내 아내를 살려주세요….

쭈그리고 앉아 고개를 푹 숙인
나의 발등 위로
한없이 눈물이 떨어졌다.

운 대학병원 혈액내과에 접수해서 다시 검사를 했다. 결과는 마찬가지였다. 당장 입원하지 않으면 위험할 수도 있는 매우 위급한 상황이라고 해, 그 자리에서 병실을 잡아 입원했다. 입원 즉시 아내가 백혈구 수치를 줄이는 응급 치료를 하러 혈구분반치료실로 들어가고, 3시간가량을 밖에서 기다리면서 간절히 기도했다. 내 아내를 살려주세요…. 쭈그리고 앉아 고개를 푹 숙인 나의 발등 위로 한없이 눈물이 떨어졌다. 비통한 심정으로 털썩 앉아있는 내 모습을 오가는 사람들이 측은한 눈길로 바라보고 있었다.

길고도
지리한 싸움

아내는 1주일 만에 체중이 5kg이나 빠졌다. 2004년 6월 28일 아내는 결국 만성골수성백혈병 확진을 받았다. 당시만 해도 표적항암제는 극히 제한적인 몇 개의 병원에서만 처방이 이루어지던 때였다. 약 한 달여간의 응급 치료를 끝내자마자 서울에 있는 큰 대학병원으로 옮겼다. 주치의 선생님은 아내의 병증이 어느 정도 진행된 가속기의 상태라고 진단했다.

처음 표적항암제를 복용했을 때, 아내는 거의 매일 구토와 현기증으로 빈사상태에 빠지곤 했다. 부작용으로 혈소판 수치가 떨어져 온몸이 멍투성이가 되기도 했다. 고통과 두려움에 휩싸인 아내에게 아무런 도움이 되지 못하는 나 자신을 자책하며 가슴은 한없이 무너져 내렸다.

골수이식에 한 줄기 희망을 갖고 처남 둘이 유전자 적합검사를 받았지만, 결과는 좋지 않았다. 부작용을 이겨내며 항암약물치료에 전념하는 수밖에 없었다. 일주일에 한 번씩 내원해 주치의 선생님과 상담하고 경과에 따라 적절한 처방을 받았다. 치료 예후 데이터와 함께 아내의 상태를 소상히 말씀해주시며 주치의 선생님은 늘 "절대로 믿음을 잃지 말고 치료에 소홀함이 없도록 하라"고 강조하셨다. 진료 때마다 희망적인 말씀을 해주신 주치의 선생님 덕분에 우리는 시간이 흐를수록 안정을 찾기 시작했다. 병원에 갈 때마다 만나는 환우들과 동병상련의 대화를 나누며 마음은 한층 단단해졌다.

1년여의 시간이 지났을 무렵, 주치의 선생님이 의정부로 병원을 옮긴다는 말을 들었다. 인천에서 의정부를 다녀오려면 꼬박 하루를 투자해야 했지만, 긍정적으로 받아들이기로 했다. 인천에서 의정부를 오가는 길목에서 새로운 맛집들을 발견해나가며, 때로는 먹거리에 대한 기대감으로 진료일이 기다려지기도 했다.

따지고 보면 20년 넘게 아내와 '생활인'이라는 명분만으로 함께 살면서 지금처럼 여유롭게 지낸 시간들이 얼마나 되었던가? 병원을 오가는 긴 시간 동안, 우리는 그동안 하지 못했던 이야기를 나누며 서로를 좀 더 이해하게 됐다.

아내는 매일 정해진 시간에 정확히 약을 먹었고 적당한 운동과 긍정적인 생각을 이어나갔다. 혈액 수치도 빠른 속도로 정상을 되찾았다. 주치의 선생님으로부터 '가속기 환자로는 모범직일 만큼 예후가 좋은 편'이라는 칭찬을 듣고 한껏 고무된 아내는 요즘 더욱 몸 관리에 공을 들이고 있다.

수년 전 주치의 선생님이 여는 세미나에 아내와 함께 참석한 적이 있다. 다양한 강의를 들으며 표적항암제의 작용에 대한 메커니즘을 어느 정도 이해하게 되었고, 신약개발과 함께 이제 '완치'라는 꿈이 현실로 다가오고 있다는 게 느껴졌다. 고령화 사회를 살아가는 고령인의 한 사람으로서, 그리고 백혈병 환자의 가족으로서 참으로 유익한 시간이었다.

발병 10년이 흐른 지금 아내는 표적항암제 여섯 알을 매일 아침 9시에 복용하며 간간이 심한 오심과 구토증에 괴로워하고 있다. 매일 하루도 거르지 않고 부작용이 있는 항암제를 복용하면서도 10년에 걸쳐 체득한 '긍정의 힘'으로 씩씩하게 일상생활을 해나가는 아내가 너무도 존경스럽고 고마울 뿐이다.

10년 전 절망을 딛고 새 희망을 쌓아가는 아내를 바라본다.

척박한 내 가슴에 사랑을 심어준 단 한 사람….

여보! 당신이 어쩌면 평생을 감내해야 할지도 모를 싸움에 함께하게 해줘 고맙소. 길고도 지리한 싸움이 될지라도, 나 또한 승리의 확신을 잃지 않고 전력을 보태리다.

윤경란 씨, 당신을 영원히 사랑합니다.

쓰디쓴 성인 신고식

딸 홍보람(가명)

엄마의 환자복

    난생처음 들어가 보는 대학병원의 위엄과 엄숙함에 잔뜩 움츠러들며 엄마가 있는 병실로 들어갔다. 평소 안 어울린다며 하얀색 옷은 잘 입지 않던 엄마가 어색하게 흰 환자복을 입고 나를 맞았다. 드라마나 영화에서 백혈병이 소재로 쓰일 때는 어김없이 어린아이나 가녀린 여자가 그 주인공이 아니었던가. 그만큼 병 가운데서도 유독 '나약함'을 상징했던 백혈병과, 감기 한 번 안 걸리던 우리 엄마는 도무지 어울리지가 않았다. 병원까지 오는 길에 겨우 준비했던 희망과 위로의 말들은 온데간데없이 사라지고, 엄마를 보자마자 내 평생 흘릴 눈물을 다 쏟아내버렸다.

엄마의 보호자가 되다

2010년 7월, 나는 대학생의 로망인 해외여행을 꿈꾸며 열심히 아르바이트를 하는 중이었다. 음식점에서 서빙 아르바이트를 하고 있는데, 지치지도 않고 휴대전화가 울어댄다. 나와서 전화를 받았다. 결혼해 지금은 따로 살고 있는 언니의 전화다.

"여보세요."

"……."

"언니, 왜 그래?"

전화 너머로 아무 말 않던 언니에게 소식을 듣는 순간, 머리를 한 대 얻어맞은 듯한 충격에 한동안 꼼짝을 할 수가 없었다. 눈물도 안 나왔다. 혹시 언니가 장난치는 것은 아닐까? 엄마한테 효도하라고 겁주는 게 아닐까? 진단이 잘못된 것은 아닐까?

일단 엄마를 빨리 만나보고 싶었다. 너무 충격을 받아서 그랬는지, 그 시절을 잊고 싶다는 나의 무의식 때문인지 모르겠지만, 아르바이트하다 말고 어떻게 나왔는지 잘 기억나지 않는다.

백혈병에 걸리면 드라마에서처럼 죽는 줄로만 알았는데 그건 과거 백혈병의 경우고, 다행스럽게도 엄마의 경우는 최근에 엄청나게 치료 결과가 좋아지고 있다는 만성골수성백혈병이라고 했다. 죽음에 대한 공포는 잠시 접어놓을 수 있게 되었다. 그 뒤로 남은 방학은 엄마가 있는 병원에서 꼬박 보냈다. 아빠의 부재로 내 힘으로 대학등록금을 마련하겠다고 동분서주했던 지난 시간이 스쳐 지나갔다. 더 좋은 대학에 합격해 놓고도 돈 때문에 다른 대학에 입학한 차였다.

스무 살, 성인이 되었다고 의기양양할 틈도 없이, 소식을 알 수 없는 아빠와 결혼한 언니 몫까지 엄마를 돌봐야 했다. 태어난 지 얼마 안 된 조카와 아픈 엄마를 사이에 두고 안절부절못하던 언니, 젊어서도 그렇게 고생하더니 왜 또 이런 일이 생긴 것이냐며 원통해하던 이모들. 주위 사람들의 절망이 깃든 얼굴은 나를 더욱 짓눌렀다.

아픈 와중에도 엄마는 잠 편히 자라고 꼭 나를 집에 보냈다. 부모 이기는 자식 없다지만 우리 엄마는 예외였다. 병원에서 엄마랑 잔다고 아무리 우겨도 엄마는 꿈쩍도 안 했고 나는 항상 밤이 되면 집으로 돌아갔다. 이럴 때 보면 분명 씩씩한 우리 엄마가 맞는데…. 나이 쉰이 훌쩍 넘었어도 30대처럼 보인다는 말을 줄곧 들었던 엄마의 몸속에 대체 무슨 일이 일어나고 있는 것인지 두렵기도, 세상이 원망스럽기도 했다.

오뚝이 모녀의
행복한 동행

인간의 적응력이란 게 참 무섭다. 방심하게 되는 지름길인 것 같기도 하다. 두 달 동안의 병원생활을 마치고 개학을 항암치료에 돌입한 엄마는 눈에 띄게 변해갔다.
조금만 부딪혀도 여기저기 멍들고,
간단한 집안일에도 쉽게 지치고,
코피가 나기 시작하면 몇 시간 동안 멈추지 않는 엄마를 보며,
아무것도 해줄 수 없는 내가 미안하고
생의 단 한 순간도 편하게 살지 못하는
엄마가 안쓰러워 눈물이 났다.

그럴수록 더욱 힘을 내어,
엄마가 아프고 힘들 때
기댈 수 있는
믿음직스러운 딸이 되어야겠다고
마음먹었다.

맞은 나는 다시 학교에 다니고, 엄마는 집으로 돌아왔다. 조금 수척해진 것 빼고는 평상시와 똑같은 엄마의 모습에 나도 모르게 안심했나 보다. 철없는 막내딸로 돌아가 반찬 투정도 하고, 놀다가 조금만 더 늦게 들어가면 안 되겠냐고 조르기도 했다. 가끔은 약한 소리 하는 엄마에게 속상한 나머지 소리도 쳤다.

"국 끓이고 나서는 플라스틱 국자로 뜨면 안 돼! 환경호르몬이 얼마나 위험한지 몰라?"

"프라이팬도 3개월에 한 번씩은 꼭 바꿔줘야 해. 주방에선 첫째도 위생, 둘째도 위생이라니까~."

이다음에 시집가면 실컷 하게 될 일이라며 집안일에 손도 못 대게 하던 엄마가 어느 날 갑자기 나를 주방으로 끌고 와 이것저것 알려주자 왈칵 눈물이 쏟아졌다. 금방이라도 떠날 사람처럼 행동하는 엄마를 두고 볼 수가 없어서 짜증 섞인 목소리부터 나왔다.

"약을 평생 먹어야 할지도 모르지만 쉽게 죽거나 하는 병 아니래. 꾸준히 약 먹으면서 관리하는 고혈압이라고 생각해!"라며 위로의 말을 건네는 것조차도 어려울 정도였는데, 엄마는 오죽했을까. 내 앞에선 내색하지 않으려고 애쓰셨지만, 백혈병이라는 세 글자가 엄마의 온몸을 감싸 이미 엄마의 몸은 기선제압을 당한 상태인 것 같았다.

표적항암제를 복용하며 치료에 돌입한 엄마는 눈에 띄게 변해갔다. 조금만 부딪혀도 여기저기 멍들고, 간단한 집안일에도 쉽게 지치고, 코피가 나기 시작하면 몇 시간 동안 멈추지 않는 엄마를 보며, 아무것도 해줄 수 없는 내가 미안하고 생의 단 한 순간도 편하게 살지 못하는 엄마가 안쓰러워 눈물이 났다. 그럴수록 더욱 힘을 내어, 엄마가 아프고 힘들 때 기댈 수 있는 믿음직스러운 딸이 되어야겠다고 마음먹었다.

　엄마 앞에서 과장해가면서 희망을 노래한 내 노력이 닿았을까. 자꾸 뒤를 돌아보며 절망에 얽매여있던 엄마가 앞만 바라보기 시작했다. 스스로 지은 '오뚝이'라는 별명을 주변 사람들에게 널리 알리며 일부러라도 밝고 씩씩하게 지내려고 애쓰는 엄마. 몰라보게 달라진 엄마의 모습에 오늘도 나는 안도의 한숨을 내쉰다. 하루 네 알씩 항암제를 정확한 시간에 복용하며, 엄마는 집 근처 작은 가게에서 일도 열심히 하고 있다. "손님이 이상하게 보지 않게 얼굴만 좀 덜 부어도 살만하겠다"는 엄마의 푸념에도, 내 눈에 비치는 엄마의 얼굴은 그 어느 때보다도 아름답고 빛나 보인다.

　장미 스무 송이와 향수, 키스를 선물 받았다는 친구들의 성인식과는 달리, 나의 스무 살 성인 신고식은 쓰디쓰기만 했다. 그래서일까. 예쁜 장미, 향기로운 향수, 설레는 키스가 아니어도 엄마와 함께하는 아침, 함께 걷는 산책, 함께 자는 낮잠, 사소한 이 모든 것이 달콤하기만 하다.

　항암제의 부작용으로 얼굴이 부었다며, 자청해서 찍은 조카와의 기념사진에서도 엄마는 고개를 숙이고 있다. 고개를 숙여 잘 보이지는 않아도 그 속에서 엄마는 있는 힘껏 미소를 짓고 있을 거라는 걸 나는 안다. 나를 더욱 강하게 만드는 이 사진을 지갑 속에 넣고 다니며 하루에도 여러 번 다시 열어 보곤 한다.

　너무 예쁜 우리 오뚝이 엄마, 사랑해♥

부부 짬밥과 동료애, 그 최상의 접점을 찾아서

아내 윤희원(가명)

　꼭 온종일 얼굴 마주하고 있는 건 아니더라도 늘 그 자리에 서서 불을 밝혀주는 사람이 있으면 좋겠다. 사그라지던 꿈에 다시 온기를 불어넣어 주고 지친 몸과 마음을 북돋워 주는 사람. 내 안에 잠재된 에너지를 끌어내주는 동반자. 직장동료와 닭살 커플의 경계를 아슬아슬하게 넘나들었던 우리는 서로에게 그런 존재였다.

　우리는 유명한 사내 커플이었다. 회사 선배였던 남편은 팀은 달랐지만 크고 작은 도움을 건네며 나를 이끌었다. 시간이 흘러, 남편이 다정다감한 목소리로 "희원아~"라고 내 이름을 불러줄 때마다 가슴이 설레기 시작했다. 1년 열애 끝에 결혼에 골인했고, 시간이 좀 더 흘러 이제 우리는

'투병 동지'가 됐다.

아직 아이들은 아빠가 환자라는 사실을 모른다. 강한 아빠의 모습을 보여주려고 무던히도 애쓴 남편 덕분이다.

남편이 만성골수성백혈병 확진을 받은 지도 어느덧 1년이 됐다. 평소 자기관리를 철저히 해온 남편이었기에 처음엔 도저히 믿기 어려웠다. 그나마 그 자기관리 덕분에 만성기의 백혈병을 건강검진 도중 발견할 수 있었으니 고마워해야 하는 걸까? 서울에 있는 큰 병원으로 정밀검사를 받으러 떠나는 남편을 아이들 때문에 따라가지 못했다. 동행한 아주버님으로부터 만성골수성백혈병 확진을 받았다는 전화를 받고, 곁에 없는 남편이 너무도 보고 싶었다. 아무것도 모르고 해맑게 놀고 있는 아이들에게 시선이 멎자 눈물만 나왔다. 우리는 이제 어떻게 될까….

친정언니에게 아이들을 돌봐달라고 부탁하고 부랴부랴 입원준비를 해 서울로 올라가니, 병상에 누워 있는 남편의 표정이 걱정했던 것보다 훨씬 밝아 보여 안심이 된다. 그래, 힘내자 윤희원! 놀란 가슴을 다독이며 나는 눈앞에 닥친 현실을 받아들이기로 했다. 2주가량 입원해 있는 동안 주치의 선생님에게 자세한 설명도 듣고, 또 다른 환자들을 멀리서 지켜보며 조금이나마 마음의 짐을 덜 수 있었다. 몰라도 너무 몰랐던 나였다. '백혈병'이라고 하면 어린아이들만 걸리는 소아암의 일종인 줄 알았으니 더 말할 필요가 있을까. 백혈병에 대한 기본 상식이 턱없이 부족했던 터라, 안 해도 될 걱정까지 끌어안으며 공포에 떨었던 당시의 내 모습이 이제 와 생각하면 웃음도 난다.

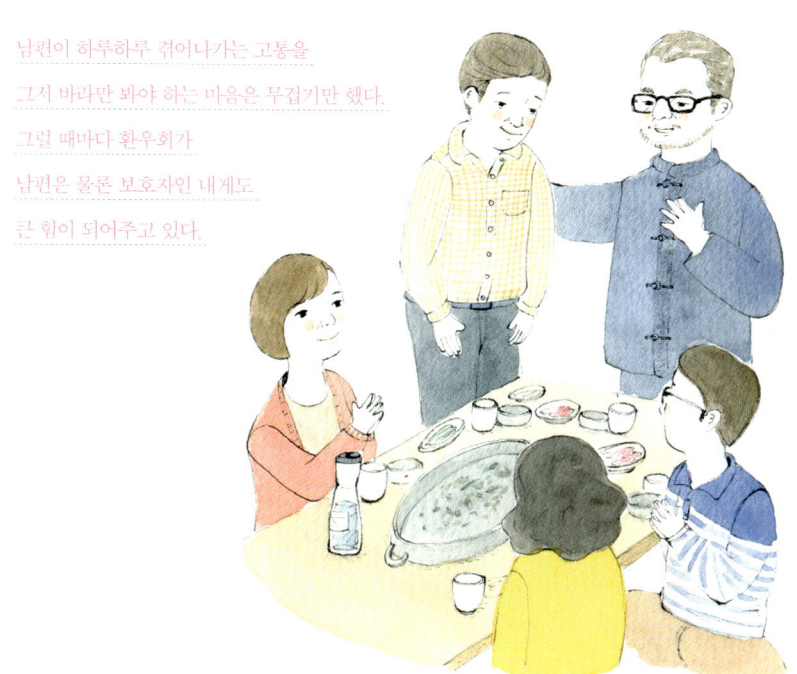

남편이 하루하루 겪어나가는 고통을
그저 바라만 봐야 하는 마음은 무겁기만 했다.
그럴 때마다 환우회가
남편은 물론 보호자인 내게도
큰 힘이 되어주고 있다.

이제,
투병 동지로

효자 남편은 선뜻 시부모님께 사실을 전하지 못했다. 차일피일 미루다 얼마 전에야 본인이 백혈병 환자라는 사실을 털어놓은 남편의 맘고생을 나는 짐작할 수조차 없다.

처음 몇 달은 친구들도 안 만나고 집안에만 있는 남편이 정말이지 걱정스러웠다. 저러다 혹 우울증에라도 걸리지 않을까 불안해지기도 했다. 차차 자신에게 닥친 일을 받아들이고 치료에 전념하려고 노력하는 남편을 보며, 나 또한 다시금 힘을 낼 수 있었다.

지난해 환우회 모임에 다녀온 후 남편은 더욱 긍정적으로 변했다. '루산우회' 고문님인 '털보 아저씨'는 일동에게 우리 남편을 '새싹'이라고 소개하며 친동생처럼 대해주셨다. 제시간에 약만 잘 먹으면 큰 걱정할 것 없다며 용기를 북돋워 주신 그분을 남편은 마음속 깊이 큰형님으로 모시고 있다.

다른 환우 가족들도 다들 겪어본 일이겠지만, 남편이 하루하루 겪어나가는 고통을 그저 바라만 봐야 하는 마음은 무겁기만 했다. 그럴 때마다 환우회가 남편은 물론 보호자인 내게도 큰 힘이 되어주고 있다.

입원해 있는 동안 남편은 심한 통풍으로 잘 걷지도 못할 정도로 고생을 했다. 통통 부어오른 발이 안쓰러웠지만, 내가 딱히 도와줄 수 있는 게 없다는 사실이 안타까웠다. 자다 보면 손이 저려 몇 번을 깨는 통에 아침마다 피곤해하는 남편. 어느 날은 실핏줄이 터졌는지, 새빨갛게 충혈된 남편의 눈을 보고 깜짝 놀랐다.

환우들의 말을 들으니 자주 나타나는 증상이니 놀라지 말라고 해 안심이 됐다. 표적항암제를 먹기 시작하고 얼마 지나지 않아 남편은 피부 발진과 눈에 실핏줄이 터질 뿐만 아니라 멈췄던 통풍이 다시 오는 등 부작용에 시달려야 했지만, 이 또한 다른 환우들의 이야기를 들어보니 그나마 순조롭게 진행되는 편이라고 했다. 그 말을 듣고 돌아온 남편은 더욱 밝아졌다. 내 남편이 이렇게나 귀가 얇은 남자였을 줄이야! 전에 없는 의욕을 보이며 영차영차 힘내는 남편이 귀여워 절로 웃음이 났다.

남편의 몸에 조금이라도 이상 조짐이 보이면, 바로 '루 산우회' 홈페이지에 들어가 교수님께 질문을 올린다. 지방에 사는 터라 응급상황이 발생해도 곧바로 교수님을 만날 수 없다는 사실이 못내 불안했는데, 이렇게나 친절하고도 신속한 루트가 있다는 게 얼마나 든든한지! 교수님과 함께 이제는 친형제처럼 느껴지는 털보 아저씨도 시간을 가리지 않고 우리의 상담 요청에 두 팔 걷어붙이고 나서주시는 덕분에 큰 힘을 얻었다.

발병 전에는 밥 한 공기 먹을 때마다 거의 반 포기나 되는 김치를 먹었던 남편이었지만, 이제 그 좋아하던 김치도 맛있게 먹지를 못한다. 그래서 얼마 전에는 호기롭게 백김치를 담갔다. 나의 야심 찬 첫 도전의 결실을, 남편은 고맙게도 열심히 먹어주고 있다. 어서 빨리 좋아하는 모든 음식을 맛있게 먹을 수 있는 날이 오기를!

지난 주말엔 한여름 무더위에도 약해진 피부 탓에 반소매 옷을 입을 수 없는 남편을 위해 바람이 잘 통하는 여름용 긴소매 옷을 잔뜩 사왔다. 매일 정확한 시간에 항암제를 복용하는 약물치료를 남편은 의연하게 견디고 있다. 주치의 선생님 말씀으로는 상위 10% 안에 들 정도로 치료 경과가 좋다고 해, 우리는 더욱 힘을 내고 있다.

이제는 "희원아~" 대신 "지민 엄마!"라고 불리며 살고는 있지만, 여전히 남편은 세상 그 누구보다도 나를 설레게 하는 사람이다. 지금 이 순간 변함없이 내 옆에서 밝게 웃고 있는 남편이 고맙고 또 고마운 지금. 갓 사회생활을 시작해 어리바리한 나를 듬직하게 이끌어줬던 남편처럼, 이제는 내가 남편의 투병생활에 든든한 동반자가 되고 싶다.

내 곁의 기적

남편 노병건

　간밤에 비가 내리는가 싶더니 이른 아침 찾은 공원 마당의 감촉이 새 털이불처럼 포근하다. 땀도 식혀갈 겸 평상에 나란히 앉아 도란도란 수다 한 판 풀어내고 있자니, 꽃다운 여고 시절로 돌아간 것 같다는 아내의 너스레에 또 한바탕 웃음꽃이 퍼졌다. 나와 아내는 요즘 매일 한 시간씩 운동을 나간다. 94세 시어머니와 두 아들을 보살피느라 제 몸 돌보는 데 소홀했던 아내가 하루도 거르지 않고 나를 따라나서는 이유는 하나다. 바로 '더 열심히 생활하기 위해서'다.

　아내가 백혈병 환자가 된 지 오늘로 꼭 5년이 됐다. 평생을 혼자서도 잘해왔던 그녀였기에, 어리석게도 나는 아내가 아프고 나서야 그 묵직한 존재감을 알게 됐다. 한 가정의 아내이자 어머니이자 며느리인 그녀가 휘청거리는 순간 그 가정이 속수무책으로 무너지는 건 시간문제라는 사실을 이전엔 미처 몰랐다.

이렇게 웃으며 운동할 수 있게 되기까지는 쉬운 일이 아니었다. 아내는 너무나도 치열한 전쟁의 한복판에 서 있었다. 자신의 명운을 쥔 약의 부작용으로 인해 극도로 신경이 날카로웠고, 정든 환우를 떠나보낼 때마다 번번이 고개를 떨궜다. 손바닥과 발바닥은 물론 혓바닥까지 다 벗겨져 나가 죽도 넘기지 못했다. 가뜩이나 음식을 못 먹어 걱정인데 행여 입의 상처가 아내의 투병을 더 방해할까 두려워, 나는 밤새 잠 한숨 못 자고 거즈를 물에 적셔 아내의 입술을 지키곤 했다. 웃음을 잃어버린 얼굴, 불안감에 떠는 눈빛을 대할 때마다 아내가 안정을 찾도록 최선을 다했지만, 집안 전체에 무겁게 내려앉은 분위기를 바꿀 수는 없었다. 정기적인 채혈과 골수검사를 위해 굵은 대바늘을 몸 안으로 밀어 넣는 모습을 지켜보고 있노라면 나도 모르게 명치끝에서부터 나직한 신음이 흘러나왔다. 고통에 신음하는 아내를 도우려면, 보호자인 나 또한 초인적인 힘이 필요했다.

말 들어주는 남편

아픈 식구가 있는 가정일수록 부부간의 대화가 중요하다. 어느 날 밤, 그날도 어김없이 잠 못 이루며 몸을 뒤척이던

지난밤에도 아내는 몇 번이나 온몸이 땀으로 흠뻑 젖고
심한 가려움으로 잠을 설쳤다.
그 힘든 싸움 잘 이겨내고 오늘도 내게 사랑을 말해주는 아내가
내게는 기적이다.

삶이 영원하지 않다는 사실을 알기에,
이제부터라도 나는 아내에게 비 오면 우산을 받쳐주고
가려우면 시원하게 긁어주는
다정한 친구가 되어주고 싶다.

아내와 소원에 대해 이야기를 나눴다.

"여보, 만약에 신이 세 가지 소원을 들어준다면 어떤 소원을 빌고 싶소?"

"참나~ 무슨 세 개씩이나? 한 가지만 들어준대도 감지덕지겠네! 우리 가족이 사는 동안 아프지 않고, 나도 오늘보다 더 아프지 않아서 식구들 고생 안 시키는 게 유일한 소원이에요. 당신 소원은 뭔데요?"

"난 우리가 함께 있는 동안 최선을 다해 사랑하고 또 최선을 다해 살았으면 좋겠어. 그래서 당신도 나도 세상을 떠날 때 아팠던 기억만 갖고 떠나지 않는 게 소원이야."

아내는 그저 말없이 내 손을 꽉 잡는다. 언젠가 주치의 선생님과의 상

담에서 "남편 덕에 받아들이기 힘든 현실을 그대로 바라볼 수 있게 됐다"고 고백해 나를 감동시켰던 아내는 이제 "남편 덕분에 지금의 행복을 누릴 수 있게 됐다"고 주저 없이 말한다. 그저 고맙고 또 미안할 뿐이다. 어젯밤에도 아내는 말했다.

"처음엔 왜 우리 가족에게 이런 일이 생기나 하늘에 대고 원망 많이 했어요. 그러다 문득 '그래서 지금 우리가 불행한가?'라고 나에게 물어봤더니, 남들보다 좀 어렵게 살 뿐이지 불행한 건 아니더라고요. 오히려 아픈 다음부터 당신이 내 얘기도 훨씬 잘 들어주고, 내가 새색시였을 때보다 더 잘해줘서 좋은걸?"

아내가 꽃다운 스무 살이던 해에 우리는 중매로 만났다. 대가족의 장남인데다 아홉 살이나 연상인 노총각이 아내는 썩 내키지 않았다고 했다.

지금 생각해 보면 별의별 말도 안 되는 이유를 다 갖다 붙이며 나는 아내와의 결혼을 꿈꾸기 시작했다. 1년 후, 나와 결혼한 아내는 시부모 수발에 시동생 넷 뒷바라지까지 하며 지지리도 박복한 세월을 보냈다. 가장 미안한 건, 나 하나 믿고 시집온 사람인데 이렇다 할 대화 상대 하나 없이 평생을 살게 했다는 것이다.

내 인생의 기적은 당신입니다!

2년 전 새로운 약을 처방받은 뒤로 아내의 부작용은 한결 덜해졌다. 아내와 같은 날 건강검진을 통해 백혈병 진단을 받은 동료는 이미 세상을 떠났지만, 아내는 지금 내 곁에 살아 숨 쉬고 있다. 기적이란 예언자나 예수님 주변에나 있는 일인 줄 알았는데, 그 성스러운 힘이 우리 곁 아주 가까이서 조용히 지켜보고 있음을 매 순간 느끼곤 한다.

지난밤에도 아내는 몇 번이나 온몸이 땀으로 흠뻑 젖고 심한 가려움으로 잠을 설쳤다. 그 힘든 싸움 잘 이겨내고 오늘도 내게 사랑을 말해주는 아내가 내게는 기적이다. 물론 앞으로 갈 길이 순탄치는 않을 것이다. 이제 괜찮아졌다고 생각하는 순간 또다시 고통을 호소하는 아내의 몸부림이 들린다. 내가 할 수 있는 일은 고작 아내를 안정시키며 "완치를 위한 과정이니 훗날 웃으면서 회상할 날이 있을 거야!"라고 위로하는 것뿐이다.

아니지, 내가 할 수 있는 일이 또 있긴 하다. 시집살이의 설움, 갱년기의 두려움을 혼자 삭여왔던 아내에게 이제부터라도 더없는 대화상대가 되어줘야지! 어젯밤에도 어김없이 찾아온 항암제의 부작용 때문에 얼마나 고통스러웠는지 들어주고, 그럼에도 잘 이겨준 고마움을 소상히 표현해주고, 이 모든 시련이 다 지나가고 나면 어떤 근사한 소원을 들어줄 작정인지에 대해서도 이제는 하나하나 들려주고 또 들어줄 것이다. 삶이 영원하지 않다는 사실을 알기에, 이제부터라도 나는 아내에게 비 오면 우산을 받쳐주고 가려우면 시원하게 긁어주는 다정한 친구가 되어주고 싶다.

5장 동행길의 마음가짐

마지막 숙제

김진관(가명)

1급 시각장애인이 되다

여러 번의 사업 실패로 보기 좋게 무너진 나는 술과 도박으로 가산을 탕진하며 아내 가슴에 못을 박았다. 머리로는 이러지 말아야 하면서도 목구멍까지 차오르는 울분을 삭일 방도를 몰랐다. 그렇게 바닥을 전전하던 어느 날, 몰라보게 키가 큰 자식들을 보고 머리를 뭔가로 얻어맞는 기분이 들었다. 아비는 나 몰라라 하고 있었는데, 저 착하고 죄 없는 아이들은 언제 저렇게 자란 걸까?

정신을 차리고 중소기업에 취직했다. 낭비한 시간을 생각하면 한시도 쉴 수 없었다. 그 누구보다도 열심히 일한 결과 1년 반 만에 회사에서 인정받아 중국지사 파견근무를 준비하던 무렵이었다. 시력에 이상을 느껴 회사 근처 안과를 찾았더니 당뇨합병증으로 녹내장과 망막에 이상이 생겼단다. 세 차례에 걸쳐 안과 수술을 받고 회복단계에 있는데, 남은 한쪽 눈마저 수술해야 한다고 했다.

엎친 데 덮친 격으로 혈액검사 결과 이상이 보인다고 해, 소견서를 들고 서울의 한 병원을 찾았다. 며칠 후 만성골수성백혈병이라는 진단을 받았다. 서울 병원에 입원한 상태로 양쪽 안과 수술을 몇 차례 더 받았지만 끝내 내 시력은 살아나지 않았다.

나는 1급 시각장애인이 되었다.

골수이식 비용 1억 원, 살 가능성 50%

● 1급 시각장애라는 청천벽력 같은 선고를 받고서도, 마음껏 슬퍼할 겨를이 없었다.

내 앞에 닥친 또 하나의 장애물, 백혈병과의 전쟁은 이제부터 시작이었다. 병원 원무과 직원으로부터 "골수이식을 하는 데 1억 원이라는 큰돈이 들고, 이식을 한다고 해도 살 가능성은 50%밖에 안 된다"는 말을 들었다.

안 그래도 절망적이었던 마음이 편안해지는 느낌이었다. 차라리 내가 사라지는 것이 가족들을 위하는 길이라는 생각을 떨쳐내지 못했다. "그

1급 시각장애라는
청천벽력 같은 선고를 받고서도,
마음껏 슬퍼할 겨를이 없었다.

내 앞에 닥친 또 하나의 장애물,
백혈병과의 전쟁은 이제부터 시작이었다.
병원 원무과 직원으로부터
"골수이식을 하는 데
1억 원이라는 큰돈이 들고,
이식을 한다고 해도 살 가능성은
50%밖에 안 된다"는
말을 들었다.

래도 치료해 보자"는 아내의 고집에 못 이겨 결국 입원 수속 사인을 했다. 우리 형편에 1억 원이라는 큰돈을 어떻게 마련하나, 나와 아내는 입원해 있는 15일 동안 눈물로 밤을 지새웠다.

시각장애에, 백혈병에, 연거푸 엄청난 시련을 맞고서도 병원 안에서 경황이 없어 온전히 실감하지 못했던 나는 집에 돌아오고 나서야 내 앞에 떨어진 불운에 치를 떨어야 했다. 본격적으로 항암제 치료를 시작하고 나면서부터는 더욱 악화됐다. 약의 부작용으로 나날이 지쳐가면서 나는 극도로 신경이 날카로워졌고 매사에 짜증이 났다. 고맙고 미안한 마음을 표현하기는커녕 아내와 자식들에게도 매사에 불만을 토로했다. 자괴감과 고통, 걱정으로 인해 하루에 고작 한두 시간 자는 게 일상이 됐다.

그러던 어느 날 밤, 만성골수성백혈병 환자가 된 지 3년 정도 지났을 때였다.

그날도 어김없이 잠을 못 이뤄 몸을 뒤척이고 있었다. 어디선가 작은 흐느낌 같은 소리가 들려왔다. 이불 같은 것으로 온몸을 덮은 채 아내가 울고 있었다. 아내의 흐느낌은 밤새 이어졌다. 정신이 번쩍 들었다. 내가 지금 뭘 하고 있는 건가, 사랑하는 아내와 자식의 가슴에 또 한 번 대못을 박을 심산인가?

어차피 죽을 거라면, 그래, 죽을 각오로 한번 살아보자! 온몸을 짓누르던 원망과 화를 벗어던지고, 아니, 벗어던지려고 기를 쓰고 노력하고, 나는 적극적으로 투병을 시작했다. 다행히 10년이 지난 지금은 암세포가 활동을 중단해 오랫동안 복용해왔던 약도 끊고, 올해 3월부터는 주치의 선생님이 연구하는 표적항암제 치료중단 임상시험에 참가하는 행운도 얻었다.

부모로서의
마지막 숙제를 풀다

이제 나는 불행했던 과거를 모두 잊고 새로운 삶을 준비하고 있다. 그동안 자식들도 훌쩍 자라 큰아이는 32세, 작은아이는 24세의 어엿한 성인이 됐다. 공익근무 중인 작은아이는 시각장애인 아버지를 생각하며 장애인복지시설에 나가 봉사하고 있다. 내 자식이지만 참으로 기특한 마음 씀씀이에, 아이를 떠올릴 때마다 입가에 미소가 고인다.

이제는 과거형으로 회상할 수 있게 된 지금, 나는 내가 아니라 우리 가족 모두가 병마와의 싸움에서 이긴 것이라고 단언할 수 있다. 누구나 병에 걸리면 두려움과 외로움이라는 감옥에 갇히기 십상이다. 고독한 투병을 이어가다 보면 자신도 모르게 극단적인 선택을 하게 되기도 하고 말이다. 수많은 암환자가 어떤 병으로 자살했는지, 상태가 어떠했는지는 알 수 없다.

다만 한 가지 확실한 건, 그들에게 한 가닥 희망이, 살아야 할 이유가 있었다면 아마도 그들은 지금도 살아있을 것이다. 그들이라고 왜 자식들이 결혼하고 자식을 낳는 모습까지 보고 싶지 않았겠는가? 초창기 마음의 병 때문에 스스로는 물론이고 주변 사람들까지 나락으로 떨어뜨렸던 내 모습을 떠올리며, 오늘도 우리 소중한 가족을 지켜주신 주치의 선생님과 연구원들에게 줄 김밥을 말고 있는 아내를 보면서, 그리고 병원에서 같은 길을 가고 있는 환우들을 만나면서 나약해진 마음 탓에 못 보고 지나치기 쉬운 희망과 살아야 할 이유를 상기시키려 애쓴다.

나의 마지막 소원은, 꽃다운 스물둘 나이에 못난 아버지를 대신해 실질적인 가장이 되어 버린 큰아이가 어서 빨리 제 짝을 만나 행복하게 사는 모습을 보는 것이다. 나 또한 열심히 살아나가고 있다.

지난봄 지인의 배려로 10년 만에 다시 일도 시작했다. 지난 10년간 오늘 같은 날이 반드시 올 것이라는 믿음을 저버리지 않고 나의 손과 발이 되어준 아내를 위해서라도, 지난 세월 못했던 가장 노릇을 이제는 좀 제대로 해내기 위해서라도, 나는 최선을 다해 오늘을 살아낼 것이다.

긍정의 힘으로 생존율을 높여라!

한상봉

6%씩 줄어도 애들 대학까진 보내겠구나!

지금 생각하면 웃을 일이지만, 암 선고 후 아내에게 말했다.

"나 없어도 재혼해서 애들 잘 키워야 해…."

그 말밖에 할 수 없었다. 내가 아는 백혈병은 죽는 병이었기 때문이다. 고향 친구와 선배가 백혈병으로 죽었기에 더욱 현실적으로 다가왔다.

정신을 가다듬고 인터넷으로 만성골수성백혈병을 검색하니, 표적항암제라는 단어도 보이고 '5년 생존율 94%'라는 정보가 눈에 들어왔다.

나도 모르게 손가락으로 세어봤다.

하나, 둘, 셋… 스물.

그리고 또 한 번 하나, 둘, 셋… 스물넷.

첫째가 고등학교 졸업하고 대학 들어가는 나이와 둘째가 시집갈 나이를 계산해보니, 생존율이 6%씩 줄어들어도 애들 대학 갈 때까진 살겠구나!

일련의 경고를
무시한 죄

내 고향은 제주다. 삼다수 콸콸 나오는 청정지역에서 살다가, 육지에서 대학을 마치고 직장을 다니면서도 푸르른 고향을 잊지 못했다. 서울의 번듯한 직장에 다니면서도 제주에 있는 모 회사에 한 달에 한 번 전화해 "나 좀 써 달라!"며 못살게 굴었다. 열 번째쯤 되니 그 회사에서도 한 번 와보라고 해, 나는 다시 제주에 터를 잡고 살게 됐다.

결혼도 하고 집도 장만한 2002년, 직장으로 찾아온 헌혈차량에서 헌혈을 했는데 수일이 지나 집으로 한 통의 편지가 도착했다. 혈액에 이상이 있는 것 같으니 정밀검사를 요한다는 내용이었다. 젊은 나이여서 그랬는지, 운동광인 나 스스로에 대한 자만심 때문이었는지, 나는 별생각 없이 편지를 접고야 말았다. 2007년 정기검진에서도 혈액 수치가 비정상적으로 높다는 사실을 접했다. 그러나 간호사인 아내까지 "지난 등산

때 나뭇가지에 긁힌 상처 때문일 수 있다"고 말하기에 또 한 번 내 몸의 신호를 무시하고야 말았다.

2008년 2월 극심한 스트레스 때문인지 감기 기운이 통 떨어지질 않았다. 한 달 하고도 반이 훌쩍 넘어갔을 무렵엔 허벅지 안쪽에 멍이 보였다. 며칠 뒤엔 반대쪽 허벅지에도 멍이 나타났다. '운동을 너무 했나?'라고 생각하며 지나쳤다.

돌이켜보면 '어쩌면 그렇게나 눈치 없을 수가 있나!' 가슴을 칠 정도로 나는 번번이 기회를 놓치고야 말았다. 2008년 4월 26일 백혈병 확진을 받고서도 아무 말 못 하는 죄인일 수밖에 없었던 이유다.

휴가를 내고 골수검사를 했다. 입원한 나를 위로하기 위해 누이와 형제, 장인·장모님이 차례로 다녀갔다. 많은 지인이 다녀갔지만, 정작 내 부모에게만은 알릴 수 없었다. 2001년 교통사고로 파킨슨병을 앓고 있는 어머니를 아버지가 수년째 힘겹게 돌보고 계시던 차였다. 지금도 두 분은 내가 백혈병 환자라는 사실을 꿈에도 모르고 계신다. 얼마 전 위 절제 수술까지 받으신 아버지를 보며 새삼 잘했다 싶었다. 부모님 속인 죄까지, 나는 성실하게 죗값을 치러나가고 있는 참이다.

말 한마디에
지옥과 천당을 오가다

항암제를 복용하기 시작하면서 내 삶의 일부였던 등산과 축구를 한동안 못하게 돼 아쉬웠지만, 죄인은 그저 유구무

한우들을 공기 좋고 물 좋은 제주로 불러들이는 일은
내 삶의 새로운 즐거움이 됐다.
도란도란 담소 나누며 곶자왈 숲길을 함께 걷고,
눈보라를 뚫고 한라산 사라오름을 함께 오르며
우리는 부쩍 더 가까워졌다.

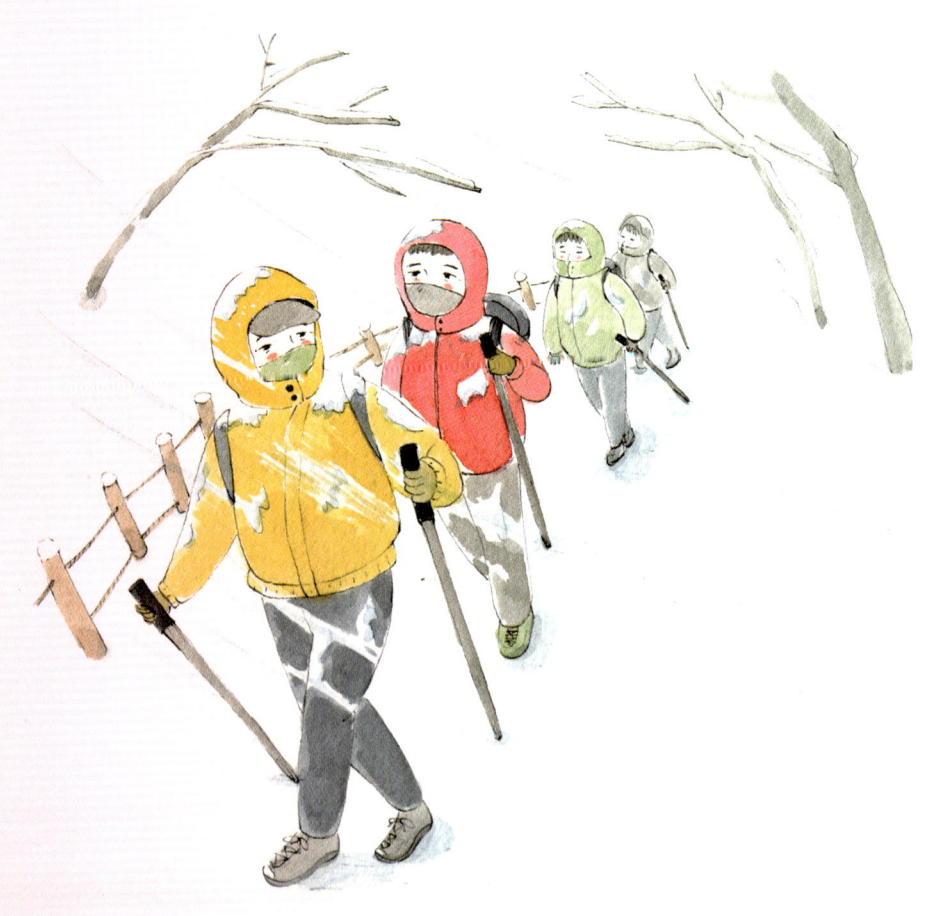

언 아니던가. 회사에 출근할 수 있다는 게 어디냐 자위하며 약물치료에 전념했다.

백혈구나 혈소판 수치가 낮으면 표적항암제 복용량을 조절하고, 다시 정상치가 되면 원래 양으로 되돌리기를 반복했다. 약물치료 초반, 나의 가장 큰 문제는 '복용시간 엄수'라는 병원의 지령을 간과했다는 것이다. 아침에 일어나자마자 먹어야 했지만, 늦게 일어나는 주말엔 11시에도 먹고 평일에도 어떤 때는 깜빡하고 낮이나 저녁에 먹기도 했다. 당연히 경과는 좋지 않았다.

2010년 5월 평소처럼 병원에 갔는데 의사 선생님이 화면 속 데이터를 보더니 "양성반응이 나왔다"며 고개를 절레절레 저었다. 이식을 해도 생존율이 50%도 안 된다던데, 절망과 공포가 온몸을 옥죈다. 이후 머리도 지끈거리고 먹는 것마다 토하는 등 몸 상태가 이만저만 엉망이 된 게 아니었다. 마음을 가다듬으려 해도 쉬 평정심을 찾기가 어려웠다. 분명 발병 몇 달 뒤부터 축구도 열심히 하고 주말이면 평균 5시간 이상 한라산 숲 속을 돌아다니며 운동했는데, 왜지? 왜 그럴까?

얼마 후 휴가까지 내서 다시 찾은 병원에서 의사 선생님은 "내가 그런 말 했었나? 데이터는 이상이 없는데…"라며 걱정하지 않아도 된다고 한다. 한편으론 기분이 좋았지만, 이식해야 한다는 생각에 살까지 빠져가며 잠 못 이룬 지난날이 떠올랐다.

'의사의 말 한마디에 내 목숨이 왔다 갔다 할 수도 있겠구나! 쓸데없이 지옥과 천당을 왔다 갔다 하지 않으려면, 내 마음부터 단단히 잡아야겠구나!'

분노를 넘어
즐거움으로

새로운 마음으로 치료에 임할 겸 병원을 옮기기로 했다. 새 주치의 선생님께서 유전자 검사와 골수검사 결과를 보시더니 "지금 상황으론 신약 복용은 필요없다. 그대로 복용하던 약을 써보는 게 좋겠다. 단지 약 복용 시간을 잘 지켜야 한다"고 하셨다. 이후 주치의뿐만 아니라 환우회원들을 통해 항암제 복용시간을 지키는 일의 중요성에 대해 귀에 못이 박이도록 들었다. 덕분에, 지금까지 약 먹는 시간만큼은 칼같이 지키게 됐다.

원칙이 생기고, 그 원칙을 실천할 마음가짐을 바로 하고 나니 치료경과는 나날이 좋아졌다. 정겨운 환우들을 공기 좋고 물 좋은 제주로 불러들이는 일은 내 삶의 새로운 즐거움이 됐다. 도란도란 담소 나누며 곶자왈 숲길을 함께 걷고, 눈보라를 뚫고 한라산 사라오름을 함께 오르며 우리는 부쩍 더 가까워졌다.

특별할 것도 없는 투병기이지만, 나의 지난 5년은 운명의 장난에 대해 분노의 시기를 지나온 한 환자가 '그럼에도 불구하고' 삶은 왜 소중한가에 대해 답을 내리려 한 흔적에 가깝다. 온전히 건강한 사람에 비하면 다소 느린 걸음이지만, 한 걸음 한 걸음 내 삶을 긍정하는 용기를 체득하며 나는 조금씩 생존율을 높여 나가는 참이다.

母子 암 투병일지

엄마 박성례

명절 전날 감기, 불행의 전주곡

설 연휴를 앞두고 준이가 감기로 통 맥을 못 추렸다. 결국 정릉 친할머니댁에 세배 드리러 가지도 못하고, 나머지 가족만 시댁에서 명절을 보내게 됐다. 수원 친정으로 와 준이에게 전화하니, 감기 기운이 여전하다고 해 집 앞 병원이라도 다녀오라고 하고 끊었다. 친정에서 하룻밤을 자고 집으로 오니 준이는 "병원 응급실에서 약만 타다 먹었는데 별 차도가 없다"고 했다.

다음날 준이를 데리고 다시 병원에 가 검사를 받았다. 워낙 어릴 때부터 허약한 체질이었던데다, 올해 대학을 졸업하고 직장에 적응하느라 과로한 게 원인일 거라고 생각했다. 그래도 혹시나 하는 마음에 방사선 검사와 혈액검사도 부탁했다. 검사결과가 나오는 동안 준이 동생까지 근처 식당으로 불러내 삼겹살을 양껏 먹은 뒤, 아이들은 집으로 보내고 나는 명절 피로를 풀 겸 한의원으로 향했다. 물리치료를 받고 있는데 병원에서 연락이 왔다. 준이는 감기나 과로로 인한 피로가 아닌 만성골수성백혈병에 걸린 것 같다고 했다.

추천받은 서울의 한 병원에서 여러 검사를 한 뒤 초조하게 결과를 기다렸다. 응급실 의사 선생님이 병상에 누워있는 준이 앞에서 병명을 말하려던 순간, 나는 급히 선생님을 밖으로 모시고 나와 "뭔진 몰라도 아직은 아이가 듣지 않게 해 달라"고 부탁했다. 선생님은 "명확한 결과는 좀 지나야 알 수 있지만 현재 수치가 이 정도면 백혈병일 확률이 매우 높으니 마음의 준비를 하라"고 하셨다.

수시로 뽑는 피 때문에 아들의 짜증은 점점 늘어갔다. 응급실 이틀째부터는 "이렇게 건강한데 왜 골수검사를 해야 해?"라며 자꾸만 퇴원하겠다고 고집을 부렸다. 웬만해선 화를 내지 않는 녀석인데, 뭔가 형언하기 어려운 불행의 전주곡 같았다. 간신히 설득에 성공해 골수검사를 받았다. 아파하는 아들을 보니 내 사지가 저려왔다. 며칠 후 준이는 만성골수성 백혈병이라는 확진을 받았다. 완치가 어렵다는 그 무서운 병만은 아니길 바랐는데, 이게 꿈이라면 얼마나 좋을까?

한쪽 가슴을 잃다

문득 다시는 기억하고 싶지 않은 2년 전 유방암 수술의 기억이 뇌리를 스쳤다. 회사에서 신규사업부를 만들면서 여러모로 신경을 많이 쓸 때였다. 평생 받을 스트레스를 2년 사이 다 받았다고 할 만큼, 나는 정신적으로도 육체적으로도 한계에 이르렀었다.

20분이면 간단히 가슴의 혹을 제거할 수 있다는 의사 선생님의 말씀만 믿고 수술을 결정했다. 회사에는 하루 휴가를 내고 3시 20분에 차가운 수술실로 들어갔다.

얼마나 시간이 흘렀을까? 몸이 말을 듣지 않고 숨을 쉬기도 힘든 가운데 동생과 남편의 얼굴이 희미하게 보였다. 밤 9시가 넘은 시간이었다. 혹 하나 제거하는데 이 밤에 동생까지 불렀냐고 남편을 나무란 뒤 겨우 고통을 견디며 하룻밤을 보냈다.

다음날이 되어서야 혹을 제거하다 유방암 판정이 나, 남편의 동의를 받고 가슴 절제 수술을 해 버렸다는 믿기지 않는 사실을 알았다. 여자가 가슴을, 그것도 그 어떤 마음의 준비도 없이 잃는다는 건, 하늘이 무너지는 듯한 그 절망은 겪어보지 않은 사람은 절대 알 수 없을 것이다. 나 역시 준이와 같은 허약체질이라서 유방암 수술 후 항암치료의 부작용으로 심한 두통과 소화불량, 관절통에 시달리고 있던 차였다. 그런데 준이까지 아프다니, 엄마가 의연하게 간호해낼 수 있을지 자신이 없었다.

나 역시 준이와 같은 허약체질이라서
유방암 수술 후 항암치료의 부작용으로
심한 두통과 소화불량, 관절통에 시달리고 있던 차였다.

그런데 준이까지 아프다니.
엄마가 의연하게 간호해낼 수 있을지
자신이 없었다.

"준이 덕분에 엄마도 항암치료를 더 열심히 받고 있어.
늘 엄마가 함께할 테니,
준이도 백혈병과 골수검사 무서워하지 말고
꼭 이겨내자.
소중한 나의 아들 준, 사랑한다!"

아들, '삼식이'가 되다

어릴 때부터 조용히 앉아 손으로 조립하는 장난감, 퍼즐, 블록 같은 점잖은 놀이를 좋아했던 준이는 크면서 한 번도 말썽을 핀 적이 없었다. 중·고등학교 시절엔 아들에 대한 욕심이 커져 공부하라고 소리치고 때려도 반항 한 번 안 한 아들이었기에 더욱 가슴이 아팠다. 원하는 대학에 못 들어간 준이가 편입하겠다고 매일 새벽 일어나 밤늦게까지 공부할 때도, 직장 다닌다고 제대로 챙겨주지 못했다. 강원도로 자대 배치받고 힘든 군 복무 중일 때도 자주 면회를 가지 못해 준이를 서운하게 했다.

왜 이리 잘못한 일들만 생각나는지! 세상 어디에도 없는 착한 아들인데, 이 모든 게 엄마 잘못인 것만 같아 가슴이 무너져 내린다.

힘든 항암치료로 지쳐 있던 나였지만, 병상에 누워 있는 준이를 보니 없던 힘이 솟아났다. 나는 엄마였기에 애써서라도 긍정적으로 생각하기로 했다. 비록 지금은 준이가 항암제도 먹어야 하고 골수검사도 받아야 하지만, 덕분에 술도 끊고 담배도 끊고 음식도 가려 먹게 됐으니 앞으로는 더욱 건강해질 것이다. 다행히 초기에 발견돼 골수이식수술을 안 해도 된다는 것만으로도 감사해야지.

마음을 바꾸니 다른 행복이 보인다. 매일 아침 준이와 함께 여유 있는 아침을 먹고, 관절이 안 아플 때는 식사 후 준이와 아파트 단지 산책도 하며 이 얘기 저 얘기 수다도 떨고, 더 시간이 나면 준이와 함께 백화점 외출도 하고, 저녁엔 뭐해 먹을까 머리 맞대고 고민도 하며 모처럼 아들과의 시간을 만끽하고 싶다. 본인 말대로 하루아침에 '삼식이(세끼 집에서 먹는 남자)'가 돼서 재미없는 엄마랑 쉬고 있지만, 하루빨리 건강을 되찾아 다시 출근도 하고 결혼도 하고 자식도 낳고 행복하게 살 수 있을 거라는 믿음이 내겐 있다. 준이도 엄마와 같은 꿈을 품고 완치라는 고지를 향해 지치지 말고 정진하길. 그러기 위해 나는 더 강해질 것이다.

자칫 한쪽으로만 기울 수 있었던 마음에 균형을 주고 함께하는 혜안을 얻는 것이야말로 시련이 주는 최고의 선물이 아닐까. '모자(母子) 암 투병 일지' 첫 장을 여는 마음이 머리 위 하늘처럼 푸르다.

사랑하는 준이에게

준아. 네가 "엄마~"라고 부를 때마다 내가 얼마나 행복한지 너는 상상조차 못 할 거야.

지금은 네가 엄마를 부를 때마다 엄마가 행복하지만, 이다음에 준이가 나이 들어서도 나를 엄마라고 불러줄 때, 그때도 준이가 변함없이 행복해질 수 있도록 엄마도 노력할게.

준이 덕분에 엄마도 항암치료를 더 열심히 받고 있어. 늘 엄마가 함께할 테니, 준이도 백혈병과 골수검사 무서워하지 말고 꼭 이겨내자. 소중한 나의 아들 준, 사랑한다!

한여름 밤의 꿈

박창배

10년 전 이맘때다. 여름휴가를 받고 한가로운 시간을 보내다가 안과를 찾았다. 그즈음 시력이 뚝 떨어졌다. 정밀 시력 검사 결과 오른쪽 망막에 피가 고여있는 게 발견됐다. 당뇨나 고혈압 등 내과적 요인에서 발생한 거란 의사의 말에 나는 고개를 갸웃했다. 건강에서만큼은 크게 자신하고 있었기 때문이다. 이후 내과를 거쳐 혈액종양내과에서 골수검사를 했다. 시력을 점검하려고 안과에 들렀던 나는 순식간에 지방 종합병원에서 검사를 받게 되었다. 그때 난 골수검사라는 게 있다는 것도 처음 알았다.

일련의 일들이 마치 한여름 밤의 악몽처럼 순식간에 발생했다. 이른 아침 골수검사를 하는 동안에도 이게 꿈인지 생시인지 몰라 허둥댔다.

얼마 뒤 병원에서는 만성골수성백혈병 진단을 내리며 나를 악몽 같은 현실로 끌어내렸다. 완치할 수 있는 방법은 골수이식뿐이라고 했다. 온몸에 힘이 빠지고 말도 제대로 나오지 않았다. 내가 일궈온 마흔여섯의 삶이 모래처럼 손가락 사이로 빠져나가는 것만 같았다.

급한 대로 치료를 시작했다. 형제간 유전자 검사를 통해 동생의 것이 100% 일치한다는 결과도 받아들었다. 그나마 안도의 한숨을 쉴 수 있었다. 이성을 되찾은 나는 알음알음 백혈병과 골수이식에 대한 정보를 수집했다. 그런데 알면 알수록 의문투성이였고 무엇 하나 확실한 게 없었다.

골수이식 비용을 누군가는 1억 원이라고 하고 또 누군가는 그 절반 또 다른 이는 3백만 원이면 된다고도 했다. 간혹 운이 좋아 이식 수술 없이 항암제를 복용한다 해도 만만찮은 약값 때문에 집을 팔거나 치료 중단에 이를 수밖에 없다는 절망적인 이야기도 있었다.

가족에 대한 걱정과 가장으로서 그 의무를 다하지 못하고 이제 마흔여섯 한창인 나이에 죽음을 예견해야만 하는 현실이 가슴을 조여오고 있었다. 새삼 가족의 소중함을 느꼈고 이제 막 대학에 들어간 딸과 군 복무를 마치고 복학한 아들이 학교도 마치지 못하고 방황하게 되면 어쩌나 하는 생각에 잠을 이룰 수가 없었다. 나 하나 때문에 우리 가족이 뿔뿔이 흩어져 살아야 한다면 그것은 차라리 죽느니만 못한 것이 아닌가 하는 생각도 해보았다.

다양한 정보를 수집하고 백혈병 전문의를 찾았다. 정밀 검사 결과와 맞춤 치료법을 듣기도 전에 이미 내 마음은 만신창이었다. 그런데 이게

나의 경우 소중한 건강은 잃었지만
그보다 더 소중한 진정한 삶의 가치를 얻었다.
가족의 소중함을 알게 되었고 살아야 하는 분명한 이유를 알게 되었다.

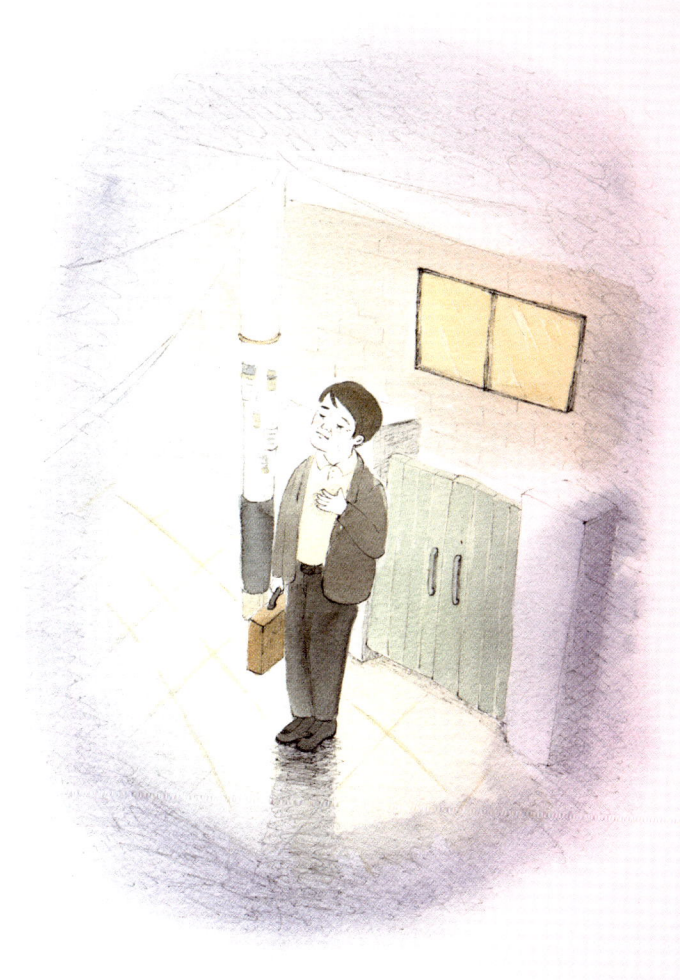

웬일인가. 나는 골수이식을 할 필요 없이 우선 표적항암제 복용으로 치료를 시작하면 된다는 의사 선생님의 소견이었다. 치료를 망설이게 하던 약값도 보험 적용이 실시되면서 부담이 크지 않을 거란다. 몸 잘 살피면서 일상생활에 복귀하란 조언에 귀가 번쩍 뜨였다. 그렇게 난 외래 진료를 받으며 투병 생활을 시작했다.

건강을 잃으면 더 많은 것을 얻는다?

오늘이 오기까지 희망과 절망을 오가며 다사다난한 투병 생활을 했다. 하지만 그 모든 것들을 겪으며 내가 잃은 건 아무것도 없다. 꼬박꼬박 항암제를 챙기고, 열심히 일하고, 퇴근하면 운동복으로 갈아입었다. 내가 사는 제주의 해안도로를 걷고 오름을 올랐다. 체력뿐 아니라 나 스스로에 대한 자신감이 배가 되는 훈련이었다. 그러면서 난 더 성실하고 듬직한 가장으로 우뚝 자리 잡았다. 아버지로서 삶의 힘든 고비를 어떻게 겪어나가는지 몸소 보여줬다고 자부한다. 현실의 고난 그대로를 직시하고, 경험자들의 조언에 귀 기울이며 때로는 주변의 힘을 받아 묵묵히 가면 되는 것이다. 쉽다. 치료 의지와 규칙적이고 절제하는 생활을 몸에 익히면 그만이다.

흔히들 '재물을 잃으면 조금 잃은 것이고 명예를 잃으면 많이 잃은 것이며 건강을 잃으면 모든 것을 잃었다'고 한다. 하지만 꼭 그렇지만도 않다. 나의 경우 소중한 건강은 잃었지만 그보다 더 소중한 진정한 삶의 가치를 얻었기 때문이다. 가족의 소중함을 알게 되었고 살아야 하는 분명한 이유를 알게 되었다. 아무리 어려운 일이라 할지라도 이루지 못할 일이 없다는 자신감도 배웠다. 최고는 아닐지 모르지만 인생의 행복은 얼마든지 있으며 그 선택은 오롯이 자기 자신이 선택하기 마련이라는 것도 몸소 느끼게 되었다.

처음 진단받고 이 세상에서 나보다 더 불행한 사람은 없다고 생각했다. 가족도 직장도 친구도 다 끝이라는 생각으로 힘들어했던 순간들도 많았다. 하지만 지금 나는 너무 행복하다고 자신 있게 말할 수 있다. 아무리 좋은 약이 있고 훌륭한 의료진이 있다고 해도 무엇보다 중요한 것은 환자 본인의 마음가짐에 달려 있다고 감히 말하고 싶다.

오늘도 우수한 의료진과 연구원들 그리고 획기적 신약으로 성공적인 임상시험들이 진행되고 있어 많은 암환자들에게 희망을 주고 있다. 환자 본인이 흔들리지만 않는다면 암 진단과 투병의 고통은 한여름 밤의 꿈처럼 지나갈 거라고 꼭 당부하고 싶다.

나는
예쁘다

이경주

아름다운
중년이고 싶다

많은 환자들이 그렇듯이 물론 나도 처음 병을 진단받았을 땐 세상이 끝나는 것만 같았다. 병원에서 나오자마자 나는 남편에게 전화를 걸었다. 그리고는 나이도 체면도 잊은 채 길거리에서 엉엉 울어버렸다. 하지만 치료제를 복용한 지 1년 3개월 만에 유전자 수치가 제로가 됐다. 남편은 몹시 기뻐하면서 백혈병이 아니라 감기에 걸렸던 거 아니냐고 농담했다. 그동안 내 투병을 지켜보고 같이 아파하면서 투정을 다 받아준 남편이다. 끝이 없을 것 같은 어두운 터널에서 우리 부부는 순식간에 빠져나왔다.

그 뒤로도 항암제를 매일 복용하며 이전과 크게 다를 바 없는 생활을 했다. 아침에 일어나 세수하고 밥 먹고 일을 하고 청소를 하듯 항암제를 복용하는 것도 내겐 일상일 뿐이었다. 그렇게 7년.

몸이 정상 궤도를 안정적으로 달리며 병원에선 치료 중단을 권유했다. 시간 맞춰 약을 챙겨 먹는 일상의 한 귀퉁이가 떨어져 나가니 처음에는 불안했다. 하지만 얼마 지나지 않아 몸이 날아갈 듯 가벼웠다. 얼굴의 부기도 빠지면서 예전의 내 얼굴을 되찾고 있었다. 이제부터는 예쁘게 하고 다니겠단 결심을 하며 화장품 가게에 갔다. 그동안 몸 관리에만 힘쓴 터라 갖고 있는 메이크업 화장품들은 유통기한이 지나 있었기 때문이다.

처녀 때는 매일매일 화장을 하는 게 그렇게 귀찮을 수 없었는데, 중년이 다 돼 나는 거울 앞에 찰싹 들러붙었다. 감격이 더해진 내 얼굴은 삼십 대로 돌아간 것만 같았다. 얼굴은 생기가 있었다. 그래서 기뻤다.

하지만 거울 속 공주는 고작 6개월밖에 살지 못했다. 병원 검사 결과 유전자 수치가 다시 증가한 것이었다. 그 날 진료실에서 곱게 화장한 내 얼굴은 눈물로 뒤덮였다.

그러자 주치의 선생님이 크게 당황하며 재차 설명해주셨다.

"지금 심각한 단계가 아니에요. 그저 유전자 수치가 올랐으니까 다시 전처럼 약을 복용하면…."

"죄송해요. 선생님. 그래서 우는 게 아니에요."

눈물이 계속 흘렀다. 다시 전처럼 부은 얼굴로 돌아갈 수밖에 없다는, 그동안 다시 예뻐지기 시작한 내 얼굴을 앞으로 한동안은 볼 수 없다는 금쪽같은 보약 항암제를 먹기 위해 밥 한 그릇을 뚝딱 비운다.
아침 출근길 여기저기서 밀려오는 꽃나무 냄새를 한껏 들이컨다.

이렇게나 잘 살아있는 나는 예쁜 사람임이 분명하다.
살아있는 모든 것들은 아름다워라!

게 서글펐다. '이럴 줄 알았으면 사진이라도 찍어둘걸. 예쁘게 화장하고 스튜디오 가서 사진 한 장 찍어둘걸' 하면서 말이다.

오늘도 힘찬 하루

집에 돌아와서도 기분이 풀리지 않았다. 그러다가 케이블 TV에서 영화를 검색해 '127시간'이란 걸 봤다. 많은 영화들 중에서 '살고자 하는 의지보다 더 강한 것은 없다'는 광고 문구가 내 마음을 사로잡았다.

용감한 청년 아론은 혼자서 미국 유타주의 블루 존 캐년 등반에 나선다. 광활한 대자연 아래서의 즐거운 모험도 잠시 협곡을 돌아다니던 중 바위와 함께 협곡 아래로 떨어지고 만다. 다행히도 그는 멀쩡하다. 다만 그의 오른팔이 암벽 사이에 끼어 좀처럼 빼낼 수 없을 뿐이다. 그는 팔을 빼내기 위해 갖은 애를 쓴다.

영화 제목 '127시간'은 그의 팔이 암벽에 끼어 사투를 벌인 시간이다. 점점 혼미해져가는 의식을 간신히 붙든 아론은 마지막 선택을 한다. 작은 로프 칼로 오른팔을 잘라내는 것이다. 처절하다 못해 잔인하게까지 느껴질 수 있는 장면이었다. 하지만 그 결단의 순간에 아론이 한 말이 내 마음에 쿵 부딪혀 왔다.

"이 돌 뒤에 내 모든 삶이 기다리고 있다."

팔을 잘라내야만 하는 큰 고통을 겪어내면 이제 그 앞에 준비된 삶을 살아갈 수 있다는 의지다. 그리고 그는 마침내 협곡에서 살아나간다. 나도 모르게 박수가 절로 나왔다. 그런데 알고 보니 이 영화 주인공은 실제 인물이란다.

영화를 보고 나서 나는 예뻐지는 것은 별로 중요한 것이 아니라는 생각이 들었다. 나는 지금도 충분히 예쁘니까. 그리고 아직도 살아있으니까.

그렇게 나는 다시 항암제를 복용하고 있다. 거울 속 공주가 사라진 건 못내 아쉬운 일이지만 어쩔 수 없다. 대신에 나는 이제 거울 없이도 나를 예뻐해주기로 했다. 금쪽같은 보약 항암제를 먹기 위해 밥 한 그릇을 뚝딱 비운다. 아침 출근길 여기저기서 밀려오는 꽃나무 냄새를 한껏 들이켠다.

이렇게나 잘 살아있는 나는 예쁜 사람임이 분명하다. 살아있는 모든 것들은 아름다워라!

소중한 책으로 남기고 싶은 아이디어나 원고가 있으신 분은
도서출판 책읽는달 이메일 bestlife114@hanmail.net로 보내주세요.

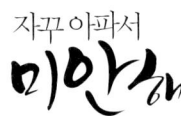

자꾸 아파서
미안해

초판 1쇄 인쇄 2013년 9월 5일
초판 1쇄 발행 2013년 9월 10일

지은이   루 산우회
일러스트 반성희
펴낸이   문미화
펴낸곳   도서출판 책읽는달
주소   서울 영등포구 양평동5가 39번지
           우림라이온스밸리 1차 A동 1408호
전화   02)2638-7567~8
팩스   02)2638-7571
블로그   http://blog.naver.com/bestlife114
등록번호 제2010-000161호

ⓒ 루 산우회, 2013

ISBN 979-11-85053-03-5   13510

※ 이 책의 무단전재와 무단복제를 금하며, 책 내용의 전부 또는 일부를 이용하려면
   반드시 책읽는달의 동의를 받아야 합니다.
※ 잘못된 책은 본사나 구입하신 곳에서 바꾸어 드립니다. 책값은 뒤표지에 있습니다.